Low Carb für Berufstätige und Faule

Fett verbrennen & gesund abnehmen durch Essen ohne Kohlenhydrate

Bonus: über 50 schnelle und köstliche Rezepte, Ernährungsplan und 14 Tage Challenge

Low Carb Kochbuch

Von Mario Baumann

1. Auflage

Inhaltsverzeichnis

Einleitung

Die Ernährungsform Low-Carb ist seit mehreren Jahren in aller Munde und wird in vielen Beauty- Lifestyle- sowie Fitness-Magazinen ausführlich behandelt. Dabei geht es hauptsächlich darum, ohne Kohlenhydrate gesund abzunehmen und auf Dauer das so erlangte Gewicht zu stabilisieren.

Durch eine hohe Zufuhr an Eiweiß und Proteinen kombiniert mit einer mäßigen Zufuhr an Fetten in tierischer und pflanzlicher Form soll der Körper in eine Turbo-Verbrennung schalten, die Low-Carbler mit schneller Abnahme belohnen soll. Soweit die Kurzform, doch natürlich gibt es eine Menge an Informationen rund um das Abnehmen ganz ohne Kohlenhydrate. Im Folgenden erfährst Du alles, was wissenswert ist, und was Dir dabei hilft, überschüssige Kilos ohne Hungern oder eine allzu strenge Diät loszuwerden.

Was bedeutet die Low-Carb-Ernährungsweise genau?

Praktischerweise ist der Name Low-Carb hier bereits die Beschreibung des wichtigsten Kernpunkts. Low-Carb - in der Kurzform LC - setzt auf eine hohe Zufuhr an pflanzlichen und tierischen Proteinen aus unterschiedlichen Quellen. Dabei sollen Kohlenhydrate strikt nach Möglichkeit vermieden werden, ganz besonders gilt das für die sogenannten einfachen Sorten. Diese sind zum Beispiel als größter Anteil in Weißmehl, Industriezucker und Fertigprodukten sowie Fast-Food enthalten.

Die Ernährungsweise Low-Carb trat ihren siegreichen Weg auch dank des Internets an: Durch die Behandlung und Ausführung der Diät in beliebten Fitness-Zeitschriften - oft inklusive passender Zubereitungs-Anleitungen - wurde die Ernährungsform einer größeren Anzahl von Menschen zugänglich gemacht. Inzwischen gibt es eine große Anzahl von Unter-Kategorien, wie zum Beispiel die Glyx,- Hollywood- oder die Atkins-Diät.

Die Liste von Prominenten, die auf die LC-Diät schwören, ist lang. Dazu gehören unter anderem etliche Supermodels, Schauspieler, Sänger und vor allem Sportlern und sogenannte Fitness-Models. Doch auch royalen Häusern ist die Ernährungsform nicht fern: Kate Middleton und Letizia von Spanien sollen nach Geburt ihrer Kinder ganz auf die eiweißreiche Ernährung gesetzt haben, um die vormalige schlanke Figur in kurzer Zeit wiederzuerlangen.

Viele Prominente kombinieren umfassende Workouts mit einer Ernährung, die reich an Protein und in gewissem Maß an Fett ist. So werden langfristig Muskeln aufgebaut und erhalten, denn im Gegensatz zu einer Diät, die nur auf Kalorienreduktion basiert, baut der Körper bei LC keine Muskeln ab. Die Folge: Bei der Kombination von etwas Sport und Low-Carb können mehr Muskelgewebe aufgebaut werden, das verbrennt auch im Ruhezustand Kalorien. Stolze 50 Kalorien pro Tag und Pfund Muskelgewebe verbraucht der Organismus zusätzlich zum Grundumsatz, mit Eiweiß und Proteinen können diese Muskeln leichter erhalten werden und werden nicht abgebaut.

Warum funktioniert Low-Carb so gut?

Bei der Entscheidung Kohlenhydrate für eine gesunde und diätfreundliche Ernährung vom Speiseplan zu verbannen, spielen mehrere Faktoren eine Rolle.

Insulin-Spiegel

Der Insulin-Spiegel ist zu Anfang bei jedem Menschen im Gleichgewicht. Insulin ist das Hormon, das von der körpereigenen Bauchspeicheldrüse produziert wird. Insulin wird ausgeschüttet, wenn Kohlenhydrate über die Nahrung aufgenommen werden und so in den Blutkreislauf gelangen. Besonders bei den einfachen Kohlenhydraten (Weißmehl, Haushaltszucker, Kuchen, Convenience-Produkte, etc.) ist der Anteil an solchen schnell verdaulichen Carbs sehr hoch. Die Folge: Die Insulin-Ausschüttung steigt schlagartig an, wenn die einfachen Kohlenhydrate das Blut erreichen, das sorgt für ein kurzfristiges Hoch und eine scheinbar gesteigerte Leistungsfähigkeit. Doch nach kurzer Zeit (in der Regel etwa 30 Minuten) fällt der Insulin-Spiegel schlagartig wieder ab. Das verursacht Heißhunger-Gefühle und im schlimmsten Fall die sogenannten "Fress-Attacken", bei denen größere Mengen Nahrung unkontrolliert zugeführt werden, ohne dass ein echtes Hungergefühl besteht.

Sattmacher

Eiweiß und Proteine sättigen viel besser als Kohlenhydrate. Diese einfache Tatsache ist ein wesentlicher Faktor für den Erfolg von Low-Carb, da logischerweise bei einem höheren Sättigungsgefühl weniger Nahrung aufgenommen wird. Durchschnittlich nimmt ein Erwachsener bei einer kohlenhydratreichen Mahlzeit rund 20 % Prozent mehr zu sich. Bei einer durchschnittlichen Mahlzeit mit einem Gewicht von 500 Gramm sind das immerhin 100 Gramm, die mit viel Protein im Gericht eingespart werden können.

Thermogenese

Dieses Konzept ist ein im Organismus stattfindender physikalischer Ablauf und basiert auf der Verwertung von Nahrung. Um Nahrung zu verwerten und die notwendigen Stoffe und Spurenelemente daraus zu gewinnen, muss der Körper Energie aufwenden. Umso schwerer die gegessene Nahrung zu verwerten ist, umso höher die Zahl an Kalorien, die zur Umwandlung gebraucht wird. Bei Eiweiß und Proteinen - also Beispielsweise Käse, Eiweiß-Shakes, Fleisch, Linsen, etc. - liegt der Anteil der zur Verarbeitung benötigten Kalorien um rund 20 % höher, als bei Kohlenhydraten. So entsteht gewissermaßen ein diätfreundlicher Kreislauf, der Dir beim Gewicht verlieren hilft und proteinreiche Mahlzeiten mit ein paar extra Minus-Kalorien belohnt

Ketose

Die Ketose ist ein Zustand, in dem der Körper an die Fettreserven geht, weil die Glukose-Speicher des Organismus leer sind. Glukose ist der Stoff, der aus der Nahrung gewonnen wird, am besten funktioniert diese Umwandlung mit Kohlenhydrate, da diese der Glukose bereits besonders nahe stehen. Aus Eiweiß und Proteinen hingegen kann die Glukose nur schwer gewonnen werden, daher hält sich Dein Körper in dieser Situation eher an die Fettreserven an Hüften und Bauch, um seinen eigenen Energiebedarf zu decken. Im Zustand der Ketose verbraucht Dein Körper zudem mehr Kalorien aus den Fettdepots als sonst. Nimmst Du jedoch wieder mehr Kohlenhydrate zu Dir, kann die Ketose nicht länger aufrechterhalten werden und dein Körper füllt wieder seine Glukose-Speicher auf, da er darauf programmiert ist. Die Essenz des Ganzen: Du kannst also bei einer sehr kohlenhydratarmen Ernährung in die Ketose gelangen, um dort extra viele Kalorien zu verbrennen und so gesund abnehmen

Wie sieht ein geeigneter kohlenhydratarmer Speiseplan aus?

Nun, da geklärt ist, welche Vorgänge Low-Carb ausmachen und warum das bei vielen so gut funktioniert, muss natürlich der zugehörige Speiseplan erläutert werden. Wahr ist: Die allermeisten Lebensmittel - weiter über 95 % - enthalten Kohlenhydrate in unterschiedlichen Mengen, absolut No-Carb zu leben ist also so gut wie unmöglich. Low-Carb jedoch ist ein gut durchführbarer und ein vergleichsweise moderates Ernährungskonzept: Damit ist gemeint, dass Deine Aufnahme von Kohlenhydraten pro Tag eine Menge von 60 - 120 Gramm nicht überschreitet. Die genaue Menge hängt von Deinem Gewicht, Deinem Alter sowie Deinem Muskelanteil an.

Die sogenannte ketogene Diät (siehe Ketose weiter oben) beinhaltet einen Konsum von maximal 50 Gramm Kohlenhydraten pro Tag, was ein sehr niedriger Satz ist. Hier müssen auch moderate Lebensmittel wie manche Joghurt-Sorten vom Speiseplan gestrichen werden, da Milchzucker ebenfalls viele Carbs enthält. Fettarmer Joghurt oder Quark enthält übrigens davon einen höheren Anteil als die Vollfett-Produkte, daher greifen viele überzeugte Low-Carbler auf griechischen Joghurt oder Vollfett-Quark mit 30 - 40 % Fettgehalt zurück.

Nun aber zum Speiseplan der erlaubten Lebensmittel bei einer Low-Carb-Ernährung:

Fleisch

Eigentlich sind alle Fleischsorten gern gesehen, vor allem Hähnchen und Rind hat einen niedrigen Fettanteil bei einem hohen Gehalt an Eiweiß. Schweinefleisch hingegen enthält viel Fett tierischen Ursprungs, daher sollte es bei LC nicht zu häufig verzehrt werden. Doch auch Kalbsfleisch oder fettarmes Gyros aus einer Mischung aus Pute und anderem Tier sind gute Alternativen, um etwas Abwechslung in den Speiseplan zu bringen und Dich nicht zu langweilen.

Milchprodukte

Wie bereits erwähnt muss auch hier der Anteil an Carbs in Form von Milchzucker auf der Rückseite der Verpackung beachtet werden. Greife daher auch gerne einmal zur Halbfett-Variante, das ist in der Regel ein guter Kompromiss zwischen der Magerstufe (mit magerem Geschmack) und der Vollfett-Stufe, die bei empfindlichen Mägen Bauchgrimmen verursachen kann. Käse hat so gut wie keine Carbs, daher sind besonders gereifte Sorten wie Emmentaler oder alter Gouda ideal für Deine Low-Carb-Ernährung.

Gemüse

Viele Gemüsesorten sind absolut Low-Carb geeignet und können und sollen daher von Dir häufig verzehrt werden. Gemüsesorten haben zudem fast immer einen hohen Anteil an Wasser, das sättigt zusätzlich und spart noch einmal einige Kalorien. Ideal sind hier Gemüsesorten wie Kohl, Salate, Paprika, Tomaten, Gurken, u.v.m. - eben alles Gemüse, was viel Wasser enthält und dessen Stärkeanteil möglichst niedrig ist.

Fisch

Hier gelten ähnliche Regeln wie bei Fleisch. Magerer Fisch wie zum Beispiel Makrele oder Hering ist sehr gern gesehen, wegen der wichtigen Omega-3-Fettsäuren, die Dein Körper nicht selbst produzieren kann, sind Fische eine unabdingbare Quelle von Nährstoffen bei der Low-Carb-Ernährung. Doch auch Lachs ist gesund und mit einer schlanken Beilage aus Gemüse durchaus zu empfehlen. Sehr fetter Fisch wie Sardinen, in Öl eingelegte Fische oder auch Lachs sollten daher in Maßen genossen werden.

Obst

Hier wird es bereits etwas schwieriger, da Fruchtzucker in so gut wie allen Früchten enthalten ist. Doch vor allem Beerenfrüchte wie Himbeeren, Blaubeeren, Brombeeren, Johannisbeeren u.v.m. sind wunderbar für Low-Carb geeignet, da ihr Zuckergehalt sehr niedrig ist. Zudem enthalten sie noch viele wichtige Anti-Oxidantien und Vitamine, die Dich gesund halten und Dein Immunsystem stärken.

Low-Carb-Rezepte für jede Tageszeit

Hier findest Du nun konkrete Anregungen für Deinen Speiseplan, damit Du die Low-Carb-Ernährungsweise unkompliziert und mit Hilfe in deinen Alltag integrieren kannst. Alleine ist es schwierig die eigene Ernährung umzustellen und gewisse liebgewonnene Bestand wie zum Beispiel Kuchen, Baguette, Pizza und Co auf einmal wegzulassen. Doch wenn Du abnehmen möchtest, lohnen sich die Umstellung und die damit verbundene Mühe auf jeden Fall. Im Folgenden werden Dir Rezepte aus verschiedenen Kategorien für das Frühstück, Mittagessen und Abendessen präsentiert; zudem kannst Du verschiedene Leckereien aus der Rubrik Desserts, Suppen, Shakes und Co ansehen und für Dich persönlich auf Eignung überprüfen.

Natürlich steht es Dir jederzeit frei, die hier beschriebenen Rezepte abzuändern, etwas hinzuzufügen oder aber auch Dinge wegzulassen, die Dir nicht schmecken oder die DU nicht verträgst. Um die Vielfalt zu wahren, finden sich in diesem Rezeptbuch auch einige vegetarische Rezepte, um der gewachsenen Anzahl von Menschen gerecht zu werden, die ganz auf eine Low-Carb-Ernährung ohne Fleisch und Fisch setzen möchten.

Frühstück

Käsekuchen ohne Boden

Zutaten

• 500 Gramm Magerquark

• 2 EL Vollkorngries

• 30 Gramm Proteinpulver (am besten passt Vanille)

• 100 Gramm Frischkäse (Magerstufe, ca. 10 % Fett)

• 1 Messerspitze Vanille-Extrakt

• Süßstoff für 100 Gramm Zucker (alternativ: Kokosblütenzucker oder Xucker)

• 1 EL Zitronensaft

• 2 Eier (Größe M)

• 100 ml Wasser

Zubereitung

Dieser Käsekuchen ohne Boden ist ein super Ersatz für die herkömmliche Kalorienbombe, die mit viel Zucker, Fett aus Butter und Weißmehl daherkommt. Durch das Weglassen des Bodens sparst Du Dir viele Carbs, die Eier und der Magerquark liefern hingegen gute Proteine.

Zuerst verrührst Du den Magerquark mit dem Frischkäse und den Eiern. Wenn alles eine hellgelbe homogene Masse ergibt, werden vanille-Extrakt, Süßstoff, Vollkorn-Gries sowie das Wasser untergerührt. Nun muss alles etwa 5 Minuten quellen, damit die Kuchenmasse etwas mehr Festigkeit bekommt. Zum Schluss wird das Proteinpulver untergehoben, hier kannst Du noch einmal mit etwas Süßstoff oder anderen Süßungsmitteln abschmecken.

Backe den Low-Carb-Cheesecake für ca. 45 Minuten im Ofen bei 190 °C, um festzustellen ob er wirklich fertig ist kannst Du die Stäbchenprobe machen. Sollte er während des Backens zu braun werden, deckst Du ihn am besten mit etwas Alufolie ab.

Nährwerte pro Portion/ Stück

150 Kalorien, Eiweiß: 20,0 g, Kohlenhydrate: 7,0 g, Fett: 2 g

Zubereitungszeit

etwa 10 - 15 Minuten + Backzeit

Nussiger Low-Carb Kuchen

Zutaten

• 150 Gramm gemahlene Mandeln

• 50 Gramm gemahlene Haselnüsse

• 1 Päckchen Backpulver

• 1 Prise Salz

• 100 Gramm Margarine (in der Joghurt-Variante besonders fettarm)

• 1 Messerspitze Vanille-Extrakt

• Süßstoff für 140 Gramm Zucker (hier nur Kokosblütenzucker oder Xucker verwenden, um die normale Konsistenz eines Kuchens zu erhalten)

• 1 EL Kakao (Backkakao, stark entölt ohne Zuckerzusatz)

• 2 Eier (Größe M)

• 50 ml Milch

Zubereitung

Diese Nusskuchen kommt fast vollständig ohne Kohlenhydrate daher und hat zudem wenig Fett. Zuerst mahlst Du die Nüsse, wenn Du sie nur im Ganzen vorrätig hast, dann werden die Nüsse mit dem Zuckerersatz, dem Salz und den Eiern gut verrührt. Nun die Margarine – sie sollte auf Zimmertemperatur sein – unterheben, bis keine Flöckchen mehr zu sehen sind.

Jetzt werden die Milch, Vanille-Extrakt sowie der Kakao hinzugegeben und alles noch einmal gut vermischt. Zum Schluss rührst Du das Backpulver ein, bis sich kleine Bläschen bilden und gibst den Kuchen in den Ofen. Nach einer Backzeit von rund 40 Minuten bei 180 °C ist er fertig und bereit zum Verzehr.

Nährwerte pro Portion/ Stück

450 Kalorien, Eiweiß: 20 g, Kohlenhydrate: 3 g, Fett: 15 g

Zubereitungszeit

etwa 5 - 10 Minuten

Herzhafte Eiweiß-Stulle

Zutaten

- 60 Gramm Räucherlachs
- 1 TL Meerrettich (am besten mit Sahne)
- 50 Gramm Frischkäse
- Gewürze: etwas Salz und Pfeffer
- 1 Eiweiß-Baguette (alternativ: dicke Scheiben Eiweiß-Brot oder Eiweißbrötchen)
- 30 Gramm Rucola
- 2 Eier, hartgekocht
- ½ Zweig frischer Dill
- 1 Spritzer Zitronensaft
- 5 Scheiben Putenbrust, geräuchert

Zubereitung

Diese Stulle ist ideal zum Vorbereiten und kann auch am nächsten Tag verzehrt werden. Bestreiche zuerst die beiden Seiten des Low-Carb-Baguettes oder des Eiweiß-Brötchens großzügig mit fettarmem Frischkäse. Dann verteile die Hähnchenbrust-Scheiben sowie den Rucola auf beiden Hälften und lege den Räucherlachs zu gleichen Teilen darüber. Nun wird der Zitronensaft in geringer Menge auf den Lachs geträufelt, dann die beiden Eier geschält, von eventuellen Schalenresten befreit und in Scheiben geschnitten. Diese türmst Du auf den Rucola, zupfst den Dill vorsichtig vom Zweig und legst ihn auf die Hälften, zum Schluss verteile noch den Meerrettich als Topping. Guten Appetit!

Nährwerte pro Portion

420 Kalorien, Eiweiß: 23 g, Kohlenhydrate: 10 g, Fett: 18 g

Zubereitungszeit

etwa 5 - 10 Minuten

Low-Carb-Pancakes mit frischen Beeren

Zutaten

• 150 Gramm Mandelmehl

• ½ Päckchen Backpulver

• 2 EL Süßstoff (alternativ: Xucker)

• 1 Messerspitze Vanille-Extrakt

• 2 Eier, Größe L

• 30 Gramm Proteinpulver (am besten Vanille-Geschmack)

• 120 ml Milch (alternativ: Sprudelwasser)

• 1 EL Kokosöl

• 1 Prise Salz

Zubereitung

Diese Pancakes sind lecker, süß und lassen Dich die normalen Pfannkuchen aus Weizenmehl und Zucker mit Sicherheit nicht vermisse. Zuerst vermische das Mandelmehl mit dem Backpulver und achte darauf, dass sich das Backpulver nicht zu Klümpchen formt, da diese sonst später bitter schmecken. Dann gebe den Süßstoff oder den Xucker, die Prise Salz, den Vanille-Extrakt sowie die Milch beziehungsweise das Sprudelwasser hinzu und verrühre alles gut mit einem Schneebesen.

Zum Schluss werden das Kokosöl sowie das Proteinpulver eingerührt, dann muss der Teig ungefähr 10 Minuten quellen. Dann backe die Pancakes in Portionen zu je 2 – 3 Löffeln in einer gut beschichteten Pfanne aus. Dafür eignet sich eine niedrige Stufe am besten, da sie so nicht anbrennen. Verwende nur wenig geschmacksneutrales Öl oder Kokosöl zum Anbraten, da die Pancakes sonst zu viel Fett aufsaugen würden. Serviere sie mit frischen Früchten, die arm an Kohlenhydraten sind, zum Beispiel Erdbeeren, Himbeeren, Brombeeren und Co.

Nährwerte pro Portion

370 Kalorien, Eiweiß: 23 g, Kohlenhydrate: 10 g, Fett: 29 g

Zubereitungszeit

etwa 10 Minuten + 10 Minuten Quellzeit

Selbst gebackenes Low-Carb-Brot

Zutaten

- 150 Gramm Magerquark
- 1 Päckchen Backpulver
- 2 EL Brotgewürz
- 1 Prise Xucker oder ein Spritzer Süßstoff
- 4 Eier, Größe M
- 60 Gramm Mandelmehl
- 60 Gramm geschrotete Leinsamen
- 20 Gramm Chiasamen
- 30 Gramm Kokosmehl
- 30 Gramm Proteinpulver (am besten neutraler Geschmack)
- 30 ml Milch
- 1 EL Kokosöl
- 2 TL Salz

Zubereitung

Dieses Low-Carb-Brot ist ein tolles Rezept für Dich, wenn Du Wert auf selbst gebackene Produkte ohne Zusatz- und Konservierungsstoffe legst. So kannst Du hundertprozentig ausschließen, dass sich Zucker oder andere Zutaten im angeblichen kohlenhydratarmen Brot befinden.

Zuerst vermischt Du Mandelmehl, die geschroteten Leinsamen, das Kokosmehl, das Proteinpulver, das Brotgewürz, das Salz sowie die Chiasamen miteinander und gibst alles für etwa 30 Sekunden auf mittlerer Stufe in den Küchenmixer (alternativ funktioniert auch der Rührstab). Wenn alles etwas zerkleinert ist, kannst Du die Eier dazuschlagen und alles gut verrühren, dann folgen die Milch, das Kokosöl sowie der Magerquark. Nun musst Du alles gut vermischen, bis die verschiedenen Zutaten eine homogene Masse ergeben, sodass im Brot keine Klumpen vorhanden sind und es gleichmäßig aufgeht. Das dauert etwa 5 Minuten und kann auch mit einem Handrührgerät vorgenommen werden. Dann muss der Teig etwa 5 Minuten quellen und dann im vorgeheizten Ofen bei etwa 180 °C für rund 45 Minuten gebacken werden. Zwischendurch kannst Du die Stäbchenprobe durchführen: Wenn noch Teig am Holzspieß klebt, ist die Backzeit noch nicht vorüber.

Wenn das Brot fertig ist, lasse es gut auskühlen und stürze es dann aus der Silikonform. Nun kannst Du es in Scheiben schneiden und diese auch einfrieren, wenn ein ganzes Brot zu viel für Dich ist. Sie lassen sich einfach auftauen und dann im Toaster knusprig aufwärmen.

Nährwerte pro Portion (2 Scheiben)

300 Kalorien, Eiweiß: 35 g, Kohlenhydrate: 8 g, Fett: 28 g

Zubereitungszeit

etwa 10 Minuten + 45 Minuten Backzeit

Wärmendes Porridge in der Low-Carb-Version

Zutaten

- 100 Gramm Kokosmehl
- 20 Gramm Kokosraspeln
- 1 EL Süßstoff (alternativ: Xucker)
- 1 Prise Salz
- 30 ml Sahne
- 70 ml Milch
- 1 TL Vanilleschote, ausgekratzt
- 1 Ei, Größe M
- 1 EL Kokosöl

Zubereitung

Wer dachte, dass Porridge zwangsläufig voll mit Kohlenhydraten sein muss, wird hiermit eindeutig eines Besseres belehrt! Vor allem im Winter und an schmuddeligen Herbsttagen ist Porridge eine wahre Wohltat für die Seele und wärmt Deinen Magen angenehm von innen.

Zuerst kochst Du das Wasser zusammen mit der Milch, dem Vanillemark sowie dem Süßstoff auf, bis das ganze leicht hochschäumt. Dann drehst Du die Hitze auf mittlere Stufe herunter und fügst das Kokosmehl, die

Kokosflocken sowie das Ei hinzu. Nun muss alles etwa 5 Minuten auf mittlerer Stufe weiterkochen, rühre dabei beständig mit einem Holzlöffel um, damit das Ganze nicht anbrennt. Zum Schluss rührst Du das Kokosöl und die Sahne unter, kochst alles noch einmal auf und servierst das Porridge dann mit einer kohlenhydratarmen Garnitur Deiner Wahl. Ideal dafür sind Blaubeeren, Grapefruit, Sternfrucht o. Ä.

Nährwerte pro Portion (ohne Obst)

390 Kalorien, Eiweiß: 31 g, Kohlenhydrate: 10 g, Fett: 34 g

Zubereitungszeit

etwa 10 Minuten + 45 Minuten Backzeit

Low-Carb Brot mit Avocado-Dip und Hähnchenbrust

Zutaten

- 4 Scheiben Low-Carb-Brot (am besten selbst gebacken)
- 120 Gramm Frischkäse, fettarm
- 1 Prise Salz
- 1 Prise Pfeffer
- 150 Gramm Hähnchenbrust, gewürzt und abgekühlt
- ¼ Salatgurke
- 4 Cocktailtomaten
- 3 Eier, Größe L
- 1 Prise Oregano
- 1 Avocado
- 1 EL Zitronensaft

Zubereitung

Diese Stullen-Variation ist lecker, dank der Avocado cremig und voller frischem Geschmack. Koche zuerst die Eier, sodass das Innere hart gegart ist, lasse sie etwas abkühlen und schneide sie dann in gleichmäßige Scheiben. Bestreue sie mit etwas Salz und Pfeffer, dann bestreiche die Scheiben des Low-Carb-Brots großzügig mit Frischkäse, am besten sollte es eine fettarme Variante sein. Dann legst Du die Stücke der

Hähnchenbrust auf die mit Frischkäse bestrichenen Seiten und schneidest die Cocktailtomaten in kleine Würfel.

Dann musst Du die Avocado vom Kern befreien und mit einem Löffel das Fruchtfleisch aus den beiden Schalenhälften lösen. Nun vermische die Tomatenstückchen mit der Avocado, dem Zitronensaft sowie Salz und Pfeffer und einer Prise Oregano. Verteile nun die Avocado-Creme auf der Hähnchenbrust, belege die Scheiben noch mit Gurkenstücken aus der Salatgurke und packe die Stullen fest in Papier ein, damit sie nicht auseinanderfallen.

Nährwerte pro Portion (pro Stulle)

430 Kalorien, Eiweiß: 26 g, Kohlenhydrate: 10 g, Fett: 22 g

Zubereitungszeit

etwa 10 Minuten

Würziges Omelette mit Pfifferlingen und Emmentaler

Zutaten

- 4 Eier, Größe L
- 150 Gramm Pfifferlinge
- 100 Gramm Emmentaler
- 100 Gramm Champignons
- Gewürze: Salz, Pfeffer, Knoblauchpulver
- zwei Zweige frische Petersilie
- 50 ml Milch
- 10 Gramm Walnuss, gehackt

Zubereitung

Für dieses pilzige Omelette verrührst Du die 4 Eier mit der Milch und schlägst die Masse mit Hilfe eines Schneebesens schaumig, sodass keine Schlieren des Eigelbs mehr vorhanden sind. Dann würze die Flüssigkeit mit Pfeffer und Co und wasche danach die Champignons. Schneide diese in feine Scheiben und mische sie unter die Ei-Milch-Masse. Jetzt wird eine beschichtete Pfanne erhitzt und mit einem Esslöffel Öl befüllt. Wenn die Pfanne leicht brutzelt, füllst Du die Pfifferlinge hinein und brätst diese etwa 3 – 4 Minuten an, bis sie etwas Flüssigkeit verloren haben.

Dann fülle die Omelette-Masse über den Pfifferlingen ein, reduziere die Hitze auf niedrige Stufe und verteile die Eier-Milch-Masse gleichmäßig durch Schwenken in der Pfanne. Würze noch einmal ein wenig mit Salz und Pfeffer nach, dann kannst Du den Emmentaler in dünne Streifen schneiden und über dem stockenden Omelette verteilen. Nach etwa 5 - 8 Minuten sollte der Käse geschmolzen sein und das Omelette sich verfestigt haben. Kurz vor dem Servieren hackst Du die Petersilie fein und streust sie zusammen mit den zerkleinerten Mandeln über das herzhafte Omelette. So geht Low-Carb – guten Appetit!

Nährwerte pro Portion

600 Kalorien, Eiweiß: 24 g, Kohlenhydrate: 16 g, Fett: 31 g

Zubereitungszeit

etwa 15 Minuten

Frische Joghurt-Speise mit Maracuja-Püree und Sojaflocken

Zutaten

- 300 Gramm Joghurt, fettarm
- 1 Prise Salz
- 1 EL Limettensaft
- 50 ml Mandelmilch
- 100 Gramm Magerquark
- 2 EL Süßstoff (alternativ: Xucker)
- 10 Gramm Walnuss, gehackt
- 50 Gramm Sojaflocken
- 1 EL Kokosöl
- 2 Maracujas

Zubereitung

Diese exotische Komposition bietet Dir eine Menge Vitamin C, Spurenelemente und andere wichtige Stoffe für einen gesunden Stoffwechsel. Die Säure der Maracujas heizt zusätzlich Deinem Organismus ein und bringt ihn am Morgen auf Hochtouren.

Zuerst verrührst Du Magerquark, Mandelmilch und Joghurt mit dem Süßstoff sowie dem Limettensaft zu einer homogenen Masse. Dann halbierst Du die

Maracujas, entfernst das Fruchtfleisch mit Hilfe eines großen Löffels und kratzt die verbleibenden Reste aus. Zerkleinere die Fruchtmasse noch weiter und rühre sie im Joghurt unter, dann füge das erwärmte Kokosöl mit der Prise Salz hinzu. Nun streue die Sojaflocken und die gehackten Walnüsse auf die Milchspeise auf und genieße Dein schnelles Low-Carb-Frühstück.

Nährwerte pro Portion

450 Kalorien, Eiweiß: 28 g, Kohlenhydrate: 22 g, Fett: 15 g

Zubereitungszeit

etwa 15 Minuten

Low-Carb Muffins mit Mandel-Aroma

Zutaten

- 2 Bananen, groß
- 1 Prise Salz
- 1 EL Limettensaft
- 50 ml Mandelmilch
- 100 Gramm Magerquark
- 2 EL Süßstoff (alternativ: Xucker)
- 30 Gramm Mandeln, gehackt
- 1 EL Kokosöl
- 20 Gramm Sojaflocken, zerrieben
- 20 Gramm Kokosmehl
- 20 Gramm Chiasamen
- ½ Päckchen Backpulver
- 3 Eier, Größe L
- 2 TL Erdnuss-Butter (alternativ: ein anderes Nuss-Mus)

Zubereitung

Muffins sind ideal für Langschläfer oder Personen mit wenig Zeit für ein richtiges ausgiebiges Frühstück in der morgendlichen Routine. Sie sind schnell zubereitet und halten sich im Kühlschrank gute 4 Tage, wie das selbstgemachte Low-Carb-Brot kannst Du diese Muffins natürlich auch einfrieren und dann bei Bedarf wieder auftauen. Vermische zuerst das Kokosmehl, die Chiasamen, das Salz, die Nüsse, das Backpulver sowie die Sojaflocken und stelle ein homogene Masse her. Dann zerdrücke in einer separaten Schüssel die reifen Bananen mit einer Gabel und rühre hier die Eier sowie den Süßstoff und die Mandelmilch unter. Füge den Limettensaft, den Magerquark sowie das Kokosöl hinzu und vermische den Inhalt der beiden Schüsseln. Am Schluss wird die Erdnuss-Butter oder das Nuss-Mus sorgfältig eingerührt. Nun musst Du mit einem stabilen Schneebesen etwa 4 – 6 Minuten kräftig rühren, damit alle Zutaten sich perfekt verbinden, dann kannst Du die Masse in Muffin-Förmchen aus Silikon füllen und in den vorgeheizten Ofen stellen. Backe sie dort bei ca. 180 °C für mindestens 30 Minuten und führe danach die Stäbchenprobe durch. Je nach Leistung des Ofens und der individuellen Beschaffenheit der Zutaten kann das Backen auch rund 50 Minuten in Anspruch nehmen. Guten Appetit bei diesen süßen Frühstücks-Rackern!

Nährwerte pro Muffin

100 Kalorien, Eiweiß: 24 g, Kohlenhydrate: 15 g, Fett: 18 g

Zubereitungszeit

etwa 10 Minuten + 30 Minuten Backzeit

Extra-Proteinreiche Pfannkuchen mit Kakaogeschmack

Zutaten

- 30 Gramm Proteinpulver (am besten passt Vanille oder Schokolade)
- 100 Gramm Frischkäse (Magerstufe, ca. 10 % Fett)
- 1 Messerspitze Vanille-Extrakt
- Süßstoff für 100 Gramm Zucker (alternativ: Kokosblütenzucker oder Xucker)
- 4 Eier (Größe M)
- 100 ml Mandelmilch
- 5 EL gemahlene Sojaflocken
- 1 Prise Zimt
- 2 EL Kokosöl
- ½ Apfel

Zubereitung

Diese Pancakes sind – mit gutem Eiweiß-Pulver gemacht – eine wunderbare Proteinquelle, die dank Zimt und ein wenig Apfel weihnachtlich schmeckt.

Vermische zuerst den Frischkäse mit dem Vanille-Extrakt, dem Süßstoff, der Prise Salz sowie dem Proteinpulver und lasse alles etwa 5 Minuten quellen.

Dann mische mit einem Silikon-Teigschaber die Eier unter, lasse die Mandelmilch folgen und gib dann den Zimt, die gemahlenen Sojaflocken sowie das Kokosöl hinzu. Nun musst Du nur noch den Apfel schälen und in kleine Würfel schneiden. Diese müssen fein sein, damit sie sich gut in den Teig einfügen und die Protein-Pfannkuchen in der Pfanne nicht einreißen lassen. Hebe nun die Fruchtstücke unter den Teig, erhitze eine gut beschichtete Pfanne mit ein wenig geschmacksneutralem Öl und backe die Pfannkuchen aus. Pro Pfannkuchen kannst Du etwa 3 – 4 Esslöffel des Teigs in die Pfanne geben. Reduziere nun die Hitze auf mittlere Stufe und backe die Pancakes vorsichtig von beiden Seiten aus, lasse sie dabei nicht anbrennen.

Serviere sie warm, je nach Wunsch kannst Du sie auch mit etwas Staub-Xucker bestäuben und dann dekorativ mit Joghurt-Klecksen und/ oder Beeren servieren!

Nährwerte pro Portion (3 Pancakes)
280 Kalorien, Eiweiß: 19,0 g, Kohlenhydrate: 6,0 g, Fett: 24 g

Zubereitungszeit
etwa 5 Minuten + 15 Zeit zum Ausbacken

Mittagessen

Hüttenkäse mit Thunfisch und Tomaten

Zutaten

• 200 Gramm Hüttenkäse (fettarm, 0,1 % Fettanteil)

• 1 Prise Salz

• Gewürze: Paprikapulver, Thymian, etwas Rosmarin, bunter Pfeffer

• etwas Zitronensaft

• 1 Dose Thunfisch (etwa 125 Gramm)

• 1 große Tomate (etwa 200 Gramm)

Zubereitung

Dieses eiweißreiche und gleichzeitig fettarme Mittagessen ist optimal vorzubereiten.

Gebe den Hüttenkäse in eine hohe Schüssel und vermische ihn mit allen Gewürzen und dem Salz. Bei Bedarf kannst Du noch etwas Knoblauchpulver oder mehr Salz hinzugeben. Dann gieße den Thunfisch ab, lasse ihn zusätzlich etwa 1 Minuten abtropfen und hebe ihn vorsichtig unter den Hüttenkäse. Zum Schluss putzt Du die Tomate und schneidest sie in kleine Stückchen, dann wird alles noch einmal verrührt und zum Durchziehen in den Kühlschrank gestellt. Wenn Du gesund abnehmen möchtest, ist Hüttenkäse aufgrund der hervorragenden Nährwerte übrigens Dein idealer Begleiter.

Nährwerte pro Portion

320 Kalorien, Eiweiß: 35 g, Kohlenhydrate: 6,5 g, Fett: 3 g

Zubereitungszeit

etwa 5 Minuten

Hähnchen-Geschnetzeltes mit Blumenkohl-Püree

Zutaten

- 400 Gramm Hühnchenbrust oder fertig Geschnetzeltes
- Gewürze: Salz, Paprikapulver, Thymian, bunter Pfeffer, Knoblauchpulver
- etwas Zitronensaft
- 1 Blumenkohl, mittelgroß
- 50 ml Milch
- 20 Gramm Butter

Zubereitung

Blumenkohl ist einer der Stars in der Low-Carb-Küche. Dank seiner flexiblen Konsistenz und des relativ zurückhaltenden Geschmacks kann er verwendet werden, um sehr kohlenhydratreiche Gerichte wie Reis oder Kartoffel-Püree zu imitieren.

Zuerst putzt und wäschst Du den Blumenkohl, dann muss er in die einzelnen Röschen zerpflückt werden und in kochendem Salzwasser etwa 5 – 7 Minuten garen. Wenn er weich ist, wird das Wasser abgegossen und der Kohl zum Abkühlen zur Seite gestellt. Nun geht es ans Braten des Fleisches: Erhitze einen Esslöffel Öl in der beschichteten Pfanne und brate – sobald es heiß ist –

das Fleisch darin unter ständigem Rühren scharf an. Dann kommen die Gewürze hinzu sowie der Zitronensaft.

Nun wird die Hitze reduziert und der Blumenkohl weiterverarbeitet: Gebe ihn in eine hohe Schüssel und püriere ihn mit dem Rührstab oder der Küchenmaschine. Wenn die Konsistenz breiig genug ist, werden die Milch und die Butter dazugegeben und alles in einem separaten Topf aufgekocht und mit Salz und Pfeffer abgeschmeckt.

Nach etwa 5 weiteren Minuten kann das Gericht serviert werden, als Topping eignen sich zerkleinerte Mandeln oder frische Basilikumblätter.

Nährwerte pro Portion

400 Kalorien, Eiweiß: 25 g, Kohlenhydrate: 6,5 g, Fett: 10 g

Zubereitungszeit

etwa 15 - 20 Minuten

Strammer Max à la Low Carb

Zutaten

- 4 Scheiben Eiweiß-Brot (gekauft oder selbst gebacken)
- Gewürze: Salz, Paprikapulver, bunter Pfeffer
- 4 Eier, mittelgroß
- 1 EL Öl
- 150 Gramm Frischkäse, fettarm
- 8 Scheiben Putenbrust oder Kochschinken

Zubereitung

Low-Carb-Brot – auch als Eiweiß-Brot bekannt – ist eine wunderbare Erfindung, vor allem für diejenigen, die auf eine herzhafte Brotzeit einfach nicht verzichten möchten.

Der Klassiker Strammer Max unterscheidet sich nur marginal vom herkömmlichen Gericht. Zuerst röstest Du die Brotscheiben im Ofen bei etwa 220 °C an, bis sie von jeder Seite leicht knusprig sind. Dann erhitzt Du das Öl in der Pfanne und brätst die Eier darin an, dann werden diese gewürzt. Nun nur noch die Scheiben mit Frischkäse bestreichen und mit dem Schinken oder der Putenbrust belegen, dann werden die Spiegeleier obenauf gegeben.

Nährwerte pro Portion

450 Kalorien, Eiweiß: 22 g, Kohlenhydrate: 14 g, Fett: 12 g

Zubereitungszeit

etwa 10 Minuten

Rührei mit pikanter Chorizo und Chili

Zutaten

- 3 Eier (Größe L)
- 1 Chorizo-Wurst (etwa 150 Gramm)
- 1 Prise Salz
- Gewürze: Paprikapulver, etwas Estragon, schwarzer Pfeffer
- 50 Gramm Käse
- 1 kleine Chilischote
- 1 kleine Paprika (rot)

Zubereitung

Dieses feurige Rührei heizt nicht nur am Morgen Deinem Stoffwechsel ein, sondern ist auch frei von Zucker und Carbs. Zuerst schlägst Du die Eier mit der Milch in einer Schüssel auf, rührst kräftig und mischst die Gewürze unter. Dann zerkleinerst Du die Chilischote in sehr feine Ringe, danach folgt das Putzen und Schneiden der roten Paprika. Jetzt kann das Gemüse zu den Eiern.

In einer Pfanne erhitzt Du einen Esslöffel Öl und brätst dann die in Scheiben geschnittene Chorizo an. Wenn beide Seiten gebräunt sind, gießt Du die verquirlten Eier über die Wurst und lässt es bei niedriger Hitze stocken, nach etwa einer Minute kommt der Käse hinzu. Lass das Ei bei niedriger Hitze garen, bis es noch leicht cremig ist und serviere es dann.

Nährwerte pro Portion

430 Kalorien, Eiweiß: 22 g, Kohlenhydrate: 4 g, Fett: 28 g

Zubereitungszeit

etwa 10 Minuten

Zoodles mit Zitronen-Sahne-Sauce

Zutaten

- 600 Gramm Zucchini, mittelgroß
- 1 Becher Sahne (150 ml)
- ½ Zitrone, gepresst
- Gewürze: Salz, Pfeffer, Knoblauchpulver, etwas Oregano
- 2 TL Johannisbrotkernmehl
- 200 ml Milch
- 100 ml Gemüsebrühe
- ½ helle Zwiebel
- ½ Bund Frühlingszwiebeln

Zubereitung

Zuerst werden die Zucchini gewaschen und gut abgerieben. Dann schneidest Du sie mithilfe eines Hobels oder eines Juliette-Schälers in dünne Streifen, ähnlich wie Spaghetti oder Bandnudeln. Achte darauf sie nicht zu dünn zu hobeln, damit sie nicht einreißen. Dann werden die Frühlingszwiebeln geputzt, gewaschen und in dünne Ringe schnitten, nun kannst Du sie zusammen mit der gewürfelten hellen Zwiebel in der Pfanne mit einem Esslöffel Öl anbraten.

Für die Zoodles kochst Du die abgetropften Zucchinis für 3 – 4 Minuten in kochendem Salzwasser, wichtig ist, dass das Gemüse nicht zu weich wird, sondern Biss behält. Gieße die Zoodles dann ab und bedecke sie mit einem Tuch, um sie warm zu halten. Dann gießt Du Sahne, Milch und Gemüsebrühe zu den gebratenen Zwiebeln in die Pfanne dazu, kochst alles auf und schmeckst mit Gewürzen ab. Dann werden nur noch des Zitronensaft und das Johannisbrotkernmehl eingerührt, dann können die Low-Carb-Spaghetti mit etwas Parmesan serviert werden.

Nährwerte pro Portion

370 Kalorien, Eiweiß: 10 g, Kohlenhydrate: 7 g, Fett: 15 g

Zubereitungszeit
etwa 20 Minuten

Curry mit Hähnchen und Spinat

Zutaten

- 600 Gramm Hähnchen-Brust
- 600 Gramm Blattspinat
- 300 Gramm Porree
- Gewürze: Salz, Paprikapulver, etwas Estragon, schwarzer Pfeffer
- 1 kleine Chilischote
- 2 rote Zwiebeln
- 400 ml Kokosmilch (fettarm)
- 150 ml Gemüsebrühe

Zubereitung

Zuerst brätst Du die Hähnchenbrust in etwa einem Esslöffel Öl von beiden Seiten jeweils 4 - 5 Minuten an, bis das Fleisch gebräunt ist. Dann stell die Pfanne beiseite, putze das Gemüse und zerkleinere es etwas. Dann werden die Zwiebeln und die zerkleinerte Chilischote in dem Bratfett des Hähnchens angedünstet, bis sie glasig sind, dann kannst Du den Blattspinat, das Hähnchen sowie den Porree dazugeben. Nun muss alles gute 10 Minuten dünsten, damit das Fleisch schonend zart gart. Zum Schluss löschst Du die Pfanne mit der Kokosmilch und 150 ml Gemüsebrühe ab und lässt alles noch etwas reduzieren, damit das Curry eindickt.

Nährwerte pro Portion

480 Kalorien, Eiweiß: 34 g, Kohlenhydrate: 8 g, Fett: 26 g

Zubereitungszeit

etwa 20 - 25 Minuten

Bunte vegetarische Pfanne mit Basilikum und Käse

Zutaten

- 400 Gramm Tofu
- 1 grüne Paprika
- 1 gelbe Paprika
- 200 Gramm Rahmspinat
- 2 Zweige frischer Basilikum
- 300 Gramm Tomaten
- 100 Gramm Fetakäse
- Gewürze: Salz, Paprikapulver, etwas Knoblauchpulver, schwarzer Pfeffer, Thymian
- 1 kleine Chilischote
- 2 rote Zwiebeln

Zubereitung

Es muss nicht immer fleischreich sein, damit es Low-Carb wird! Diese vegetarische Pfanne trumpft mit Tofu und leckeren Gewürzen auf. Zuerst putzt Du alle Gemüsesorten und schneidest sie in mundgerechte Stücke. Dann erhitzt Du in einer beschichteten Pfanne 2 EL Olivenöl und brätst zuerst die Zwiebeln sowie den Tofu darin knackig an, das dauert ungefähr 10 Minuten. Dann folgt die Chilischote und nach etwa 4 Minuten das restliche Gemüse bis auf den Basilikum, falls das Essen anzubrennen droht, kannst Du mit etwas Wasser ablöschen. Zum Schluss zerkrümelst Du den Fetakäse und streust diesen über das Essen, dann lass das Ganze noch etwa 2 Minuten garen, sodass der Käse schmelzen kann.

Nährwerte pro Portion

380 Kalorien, Eiweiß: 20 g, Kohlenhydrate: 18 g, Fett: 10 g

Zubereitungszeit

etwa 20 - 25 Minuten

Salat mit deftiger Thunfisch-Creme

Zutaten

- 1 Dose Thunfisch (etwa 125 Gramm)
- 70 Gramm Joghurt
- 1 kleine Paprika
- 1 kleiner Salatkopf
- ¼ Gurke, geschält
- 20 Gramm Sonnenblumenkerne
- Gewürze: Salz, Paprikapulver, schwarzer Pfeffer
- ½ helle Zwiebel, klein
- 1 EL Olivenöl
- 1 EL Essig
- 1 TL Kräutermischung/ Salatdressing

Zubereitung

Dieser bunte Salat ist das ideale Mittagessen für einen schnelle Lunch-Pause im Büro oder zwischen zwei Arbeitsblöcken. Zuerst zerkleinerst Du den Thunfisch zusammen mit dem Joghurt und Salz und Pfeffer zu einer Creme. Auf Wunsch kannst Du auch Basilikumblätter zerhacken und untermischen oder das Ganze mit Petersilie aufwerten. Dann stellst Du die Fisch-Creme in den Kühlschrank und gehst an die Vorbereitung des Salats. Putze den Salat, wasche und schleudere ihn und putze das Gemüse. Schneide Paprika, Zwiebel und Gurke in kleine Würfel und gib diese mit dem zerkleinerten Salat in eine Schüssel, dann bereite das Dressing aus Öl, Essig und Kräutern vor und gieße es über den Salat. Nun musst Du den Salat nur noch mit der Thunfisch-Creme dekorieren und fertig ist ein fettarmes Mittagessen.

Nährwerte pro Portion

330 Kalorien, Eiweiß: 18 g, Kohlenhydrate: 10 g, Fett: 7 g

Zubereitungszeit

etwa 15 Minuten

Grüne Bohnen im Bacon-Mantel

Zutaten

- 800 Gramm grüne Bohnen oder Prinzess-Bohnen
- 2 Packungen Bacon (insgesamt etwa 16 Scheiben)
- 1 Stange Porree
- 1 kleine Zwiebel
- 1 Tomate

Zubereitung

Zuerst werden die Bohnen geputzt, gewaschen und dann zum Abtropfen zur Seite gestellt. Dann nimmst Du die Bacon-Scheiben aus der Packung und wickelst jeweils einige Bohnen darin ein, sodass die Scheibe ein einigermaßen stabiles Band um die Bohnen bildet. Falls es zu lose sein sollte, kannst Du den Bacon seitlich mit kleinen Schaschlik-Spießen fixieren. Brate nun die kleinen Päckchen in etwas Öl an, bis der Bacon knusprig ist und die Bohnen weich gegart sind. Dann bedecke die Bacon-Päckchen, um sie warm zu halten, und putze den Porree, die Tomaten und die Zwiebel. Dann brätst Du das Gemüse in dem Bratfett an und servierst es zusammen mit den lauwarmen Bacon-Bohnen.

Dazu schmeckt als Beilage auch geröstetes Eiweiß-Brot mit einem Frischkäse- oder Quark-Dip!

Nährwerte pro Portion

480 Kalorien, Eiweiß: 27 g, Kohlenhydrate: 10 g, Fett: 18 g

Zubereitungszeit

etwa 15 - 20 Minuten

Lauwarmer Anti-Pasti-Salat mit Kamin-Wurzerln

Zutaten

- 250 Gramm Zucchini
- 150 Gramm grüne Paprika
- 150 rote Paprika
- 200 Gramm Aubergine
- 1 Gemüsezwiebel
- Gewürze: Salz, Pfeffer, etwas Salbei
- 40 ml Olivenöl, kaltgepresst

Zubereitung

Zuerst wird das Gemüse – bis auf die Zwiebel - geputzt, gewaschen und dann zum Abtropfen zur Seite gestellt. Dann schälst Du die Zwiebel und schneidest sie in mundgerechte Stücke, die dann in der Pfanne für etwa 4 Minuten mit einem TL Olivenöl angebraten werden. Danach folgt das restliche Gemüse, reduziere jetzt die Hitze auf niedrige Stufe, gib die Hälfte des verbleibenden Öls dazu und setze den Deckel auf die Pfanne. Nach etwa 20 Minuten kannst Du den Herd ausschalten, das restliche Öl auf das Gemüse gießen, mit Gewürzen abschmecken und es zur Seite stellen. Sobald es etwas abgekühlt ist, schneidest Du nur noch die fertig gekauften Kamin-Wurzerl (alternativ: Salami-Sticks) in Scheibchen und servierst diese mit dem Anti-Pasti-Salat.

Nährwerte pro Portion

410 Kalorien, Eiweiß: 22 g, Kohlenhydrate: 21 g, Fett: 28 g

Zubereitungszeit

etwa 15 - 20 Minuten

Griechische Pfanne mit Gyros

Zutaten

• 500 Gramm Gyros (fertig mariniert)

• 200 Gramm Zucchini

• 200 Gramm Paprika (gemischt)

• 200 Gramm Aubergine

• 2 Knoblauchzehen

• 100 Gramm Oliven, abgetropft und entsteint

• 150 Gramm Feta-Käse, fettarm

• Gewürze: Salz, Pfeffer, etwas Rosmarin, getrocknete Minze

• 10 ml Olivenöl

Zubereitung

Zuerst wird das Gemüse geputzt, gewaschen und dann zum Abtropfen kurz auf die Seite gestellt. Dann werden zuerst die Oliven mit dem Knoblauch und der Aubergine mit einem Esslöffel Olivenöl in einer beschichteten Pfanne angebraten. Danach folgt das restliche Gemüse, nun kannst Du auch die Gewürze dazugeben und mit etwas Thymian abschmecken. Reduziere jetzt die Hitze auf eine niedrige Stufe und streue den zerbröselten Feta-Käse über die Pfanne, sodass er nach und nach schmilzt. Während der Feta zerfließt, musst Du nur noch das

Gyros für 3 – 5 Minuten scharf anbraten und etwa 10 Minuten garen lassen, bis es durch ist. Nun serviere alles auf einem Teller und garniere mit etwas frischem Thymian und ein paar grünen Oliven.

Nährwerte pro Portion

550 Kalorien, Eiweiß: 28 g, Kohlenhydrate: 15 g, Fett: 30 g

Zubereitungszeit

etwa 20 - 25 Minuten

Abendessen

Zoodles mit Sauce Bolognese

Zutaten

• 600 Gramm Zucchini (mittelgroß)

• 1 Dose Tomaten, stückig (etwa 400 ml)

• 100 ml Milch

• 2 TL Johannisbrotkernmehl

• 400 Gramm Hackfleisch, fettarm

• 1 rote Zwiebel

• 2 EL Olivenöl

• Gewürze: Salz, Pfeffer, Paprikapulver rosenscharf, Thymian getrocknet, etwas Majoran

• 80 ml Rotwein, trocken

Zubereitung

Zuerst werden die Zucchini gewaschen und gut abgerieben. Dann schneidest Du sie mithilfe eines Hobels oder eines Juliette-Schälers in dünne Streifen, ähnlich wie Spaghetti oder Bandnudeln. Achte darauf sie nicht zu dünn zu hobeln, damit sie nicht einreißen. Dann wird die rote Zwiebel geputzt, gewaschen und in Würfel geschnitten, nun kannst Du sie zusammen mit der gepressten Knoblauchzehe in der Pfanne mit einem

Esslöffel Öl anbraten. Wenn sie glasig sind, füge das Hackfleisch hinzu und brate es scharf an, dann rühre die Gewürze unter und lasse alles mit den Tomaten und dem Rotwein aufkochen. Gib nun einen Spritzer Süßstoff hinzu, um die Säure der Tomaten und des Rotweins zu mildern, dann wird die Milch untergerührt und alles kocht auf höchster Stufe noch einmal für 5 Minuten auf.

Für die Zoodles kochst Du die abgetropften Zucchinis für 3 – 4 Minuten in kochendem Salzwasser, wichtig ist, dass das Gemüse nicht zu weich wird, sondern Biss behält. Gieße die Zoodles dann ab und bedecke sie mit einem Tuch, um sie warm zu halten. Nun können die Low-Carb-Spaghetti mit der Sauce Bolognese und etwas gehobeltem Parmesan serviert werden. Buon appetito!

Nährwerte pro Portion

430 Kalorien, Eiweiß: 22 g, Kohlenhydrate: 14 g, Fett: 15 g

Zubereitungszeit

etwa 25 – 30 Minuten

Brokkoli-Auflauf mit Mandelsplittern

Zutaten

- 800 Gramm Brokkoli (ein großer Kopf)
- 300 Gramm Blumenkohl
- 2 Knoblauchzehen
- 150 Gramm Gratin-Käse
- 150 ml Sahne
- 200 ml Milch
- 1 EL Johannisbrotkernmehl
- 40 Gramm Mandelsplitter

Zubereitung

Zuerst werden der Brokkoli und der Blumenkohl geputzt, gewaschen und in gleichgroße mittlere Stücke geschnitten. Stelle diese zum Abtropfen zur Seite und bestreue sie mit etwas Salz. Nimm eine Auflaufform, fette diese ein wenig ein und streue einen Esslöffel der Mandelsplitter auf den Boden der Form. Dann koche Brokkoli und Blumenkohl in siedendem Salzwasser für etwa 5 – 7 Minuten, sodass die Farbe des Brokkoli noch erhalten bleibt. Dann schichte den Brokkoli mit dem Blumenkohl und den restlichen Mandelsplittern in der Auflaufform und verteile die geputzten und gepressten Knoblauchzehen dazwischen.

Ist das gesamte Gemüse verbraucht, vermischt Du die Sahne mit der Milch, den Gewürzen und dem Johannisbrotkernmehl und gießt die Flüssigkeit über die Auflaufform. Nun muss nur noch alles mit dem Käse bestreut werden und für etwa 45 – 60 Minuten im Ofen bei 180 °C backen, bis der Käse knusprig und gebräunt ist.

Nährwerte pro Portion

370 Kalorien, Eiweiß: 13 g, Kohlenhydrate: 7 g, Fett: 18 g

Zubereitungszeit

etwa 15 - 20 Minuten + 45 Minuten Backzeit

Hähnchenfilet mit gedünsteten Zwiebeln und Senfsauce

Zutaten

- 600 Gramm Hähnchenbrustfilet
- 2 große Zwiebel
- 2 EL Dijon-Senf
- 150 ml Gemüsebrühe
- 100 ml Sahne
- Gewürze: Salz, Pfeffer, Knoblauchpulver
- 1 Zweig frisches Basilikum

Zubereitung

Zuerst wird das Hähnchenbrustfilet in drei gleich große Stücke zerteilt, die dann in der Pfanne mit einem Esslöffel Olivenöl angebraten werden. Achte darauf, dass das Fleisch nicht anbrennt. Wenn beide Seiten gut gebräunt sind, stelle die Hitze herunter, gib den Senf, die Sahne und die Gemüsebrühe in die Pfanne dazu und stelle den Herd auf niedrige Hitze. Nun werden die Zwiebeln geschält und in mittelgroße Ringe geschnitten, diese werden dann in die Pfanne mit dem Fleisch gegeben und dünsten etwa 12 – 13 Minuten auf mittlerer Stufe. Bei Bedarf gieße etwas Wasser nach, damit nichts anbrennt. Zum Schluss schmecke alles mit den Gewürzen ab und serviere.

Nährwerte pro Portion

390 Kalorien, Eiweiß: 18 g, Kohlenhydrate: 10 g, Fett: 12 g

Zubereitungszeit

etwa 20 – 25 Minuten

Rustikale Hackfleischpfanne mit falschem Reis

Zutaten

• 400 Gramm Blumenkohl

• 400 Gramm Hackfleisch, fettarm

• 1 große helle Zwiebel

• 1 Knoblauchzehe

• Gewürze: Salz, weißer Pfeffer, etwas Oregano, Paprikapulver rosenscharf, eine Prise Koriander

• ½ Strauß frische Petersilie

• 100 ml Gemüsebrühe

• 2 große Paprika (rot oder gelb)

Zubereitung

Zuerst putzt Du den Blumenkohl, wäschst ihn gründlich und zerlegst in kleine Röschen. Dann verfährst Du ähnlich mit der Paprika und schneidest sie in mittlere Würfel, nun müssen noch Knoblauch und zwiebeln geschält und in feine Stückchen geschnitten werden.

Brate dann die Zwiebeln und den Knoblauch mit 2 EL Olivenöl in einer Pfanne scharf an und gib dann das Hackfleisch dazu. Würze es mit den aufgeführten Gewürzen und brate es, bis es dunkel wird, dann lösche es mit der Gemüsebrühe ab. Nun kannst Du die geschnittenen Paprika einrühren und alles auf mittlerer Stufe köcheln lassen.

Brate nun den Blumenkohl, den Du in feine Röschen zerteilt hast, mit etwas Öl in einer gut beschichteten Pfanne an und gib bei Bedarf etwas Gemüsebrühe dazu. Brate den Kohl, bis er weich aber noch bissfest ist, und hebe ihn dann unter die Gemüse-Hackfleisch-Mischung. Nun lasse alles noch etwa 5 Minuten zusammen köcheln, damit der Geschmack durchzieht, dann ist das herzhafte Gericht fertig.

Nährwerte pro Portion

430 Kalorien, Eiweiß: 23 g, Kohlenhydrate: 11 g, Fett: 18 g

Zubereitungszeit

etwa 20 – 25 Minuten

Putengeschnetzeltes in Tomaten-Sahnesauce

Zutaten

- 500 Gramm Putengeschnetzeltes (oder Putenfilet)
- 300 Gramm Champignons
- 1 große helle Zwiebel
- Gewürze: Salz, weißer Pfeffer, Oregano, Paprikapulver
- 1 Spritzer Zitronensaft
- 1 Spritzer Süßstoff (alternativ: ein TL Xucker)
- 300 ml Tomatensauce, ungesüßt
- 150 ml Sahne
- 2 TL Johannisbrotkernmehl

Zubereitung

Zuerst wird das Putengeschnetzelte mit 2 EL Öl in einer gut beschichteten Pfanne erhitzt und mit den Gewürzen vermengt. Dann brate es, bis es gebräunt ist und reduziere dann die Hitze auf eine kleine Stufe. Nun schälst Du die Zwiebel, würfelst sie fein und gibst sie mit dem Zitronensaft und der Sahne zum Fleisch hinzu. Koche nun alles einmal auf, reduziere die Hitze erneut und rühre die Tomatensauce ein, dann das Johannisbrotkernmehl. Putze und wasche jetzt die Champignons, schneide sie in Ringe und lasse sie in der Sauce für etwa 6 Minuten gar ziehen, dann ist das Essen bereit für den Verzehr. Als Beilage eignet sich gebratenes Gemüse oder aber falscher Reis auf Blumenkohl wie oben beschrieben.

Nährwerte pro Portion

400 Kalorien, Eiweiß: 22 g, Kohlenhydrate: 11 g, Fett: 13 g

Zubereitungszeit

etwa 20 – 25 Minuten

Herzhafter Käsesalat mit Frühlingszwiebeln

Zutaten

• 100 Gramm Gouda (gereift)

• 150 Gramm Emmentaler

• 100 Gramm Brie-Käse

• 2 Bund Frühlingszwiebeln

• Gewürze: Salz, weißer Pfeffer, etwas Thymian, Paprikapulver, etwas geriebener Kümmel

• 2 EL Zitronensaft

• 3 EL Olivenöl

• 200 Gramm Champignons

• 20 Gramm Pinienkerne

• 100 Gramm Rucola

• 100 Gramm Fleischwurst (fettarm)

Zubereitung

Dieser Käse-Salat hat zwar einen erhöhten Fettanteil, ist jedoch gut für abendliche Mahlzeiten geeignet, da der Anteil an Kohlenhydraten sehr niedrig liegt.

Schneide zuerst die Käsesorten in Würfel, sie dürfen ruhig etwas größer ausfallen. Dann wasche den Rucola und die Champignons und schneide sie grob. Dann putze die Frühlingszwiebeln, entferne die weißen Enden und gib sie mit einem Esslöffel Olivenöl in eine beschichtete Pfanne und dünste sie für etwa 4 – 6 Minuten. In der Zwischenzeit kannst Du die fettarme Fleischwurst ebenfalls würfeln und zu den bratenden Zwiebeln dazugeben, bis sie leicht gebräunt ist. Nun vermische den Inhalt der Pfanne mit den Käsewürfeln, bereite das Dressing aus den Gewürzen, dem Zitronensaft und dem Olivenöl zu und schmecke zum Schluss noch einmal mit Salz und Pfeffer ab.

Nährwerte pro Portion

500 Kalorien, Eiweiß: 29 g, Kohlenhydrate: 7 g, Fett: 35 g

Zubereitungszeit

etwa 10 – 15 Minuten

Rinderfilet-Stücke mit Spargel und Erdbeeren

Zutaten

- 500 Gramm Rindergeschnetzeltes (oder Kalbsfleisch)
- 700 Gramm grüner Spargel
- 1 große helle Zwiebel
- Gewürze: Salz, weißer Pfeffer, etwas Dill, Paprikapulver
- 1 EL Zitronensaft
- 3 EL Olivenöl
- 100 ml Milch
- 200 Gramm Erdbeeren
- 30 Gramm Sonnenblumenkerne

Zubereitung

Zuerst wird das Rinderfleisch mit einem Esslöffel Öl in einer gut beschichteten Pfanne leicht angebraten und mit den Gewürzen vermengt. Dann putze die Zwiebel, würfle sie fein und gib sie zum Fleisch dazu. Nun muss das Ganze braten, bis die Zwiebeln glasig sind; dann reduziere die Hitze auf eine kleine Stufe. Nun gibst Du den Zitronensaft und die Milch zum Fleisch hinzu. Koche nun alles einmal auf, reduziere die Hitze erneut und lasse das Fleisch etwa 10 Minuten dünsten.

In der Zwischenzeit kannst Du den Spargel zubereiten: Putze und wasche ihn – grüner Spargel ist ungeschält genießbar – und stelle ihn in einer feuerfesten Auflaufform mit 2 Esslöffeln Olivenöl übergossen für etwa 20 Minuten bei 200 °C in den Ofen. Wenn der Spargel fertig gebacken ist, schneide ihn in grobe Stücke und vermenge ihn mit dem Esslöffel Zitronensaft, etwas Salz und Pfeffer und mische dann die geputzten und in kleine Stücke geschnittenen Erdbeeren unter. Nun ist das sommerliche oder frühlingshafte Essen bereit für den Verzehr, streue zum Schluss noch die Sonnenblumenkerne sowie den Dill über den Spargel-Frucht-Salat.

Nährwerte pro Portion

390 Kalorien, Eiweiß: 22 g, Kohlenhydrate: 9 g, Fett: 10 g

Zubereitungszeit

etwa 25 – 30 Minuten

Suppen und Eintöpfe

Erbsensuppe mit frischer Minze

Zutaten

- 500 Gramm Erbsen (am besten TK)
- 2 Zweige frische Minze
- Gewürze: Salz, Paprikapulver, etwas Estragon, schwarzer Pfeffer
- 900 ml Gemüsebrühe
- 1 Knoblauchzehe
- 1 Zwiebel

Zubereitung

Zuerst muss der Knoblauch geputzt und gepresst werden, dann wird er mit der gewürfelten Zwiebel und etwas Öl scharf angebraten. Dann die Erbsen hinzugeben und ebenfalls anbraten, dann kommt der Inhalt der Pfanne mit der Gemüsebrühe in den Küchenmix. Hier alles auf mittlerer Stufe für etwa 20 Sekunden zerkleinern, damit die Erbsensuppe etwas sämig bleibt. Dann in einem großen Topf erhitzen und mit den Gewürzen abschmecken, bei Bedarf kannst Du noch einen Spritzer Zitronensaft dazugeben. Zum Schluss die Erbsensuppe in kleinen Schälchen servieren und mit jeweils 4 gehackten Minzblättern bestreuen.

Diese Suppe enthält zwar Carbs, aber das in geringen Maßen, deshalb ist sie eine wunderbare Option für den Mittagslunch.

Nährwerte pro Portion

280 Kalorien, Eiweiß: 17 g, Kohlenhydrate: 18 g, Fett: 7 g

Zubereitungszeit

etwa 20 Minuten

Pikante Tomatensuppe mit Hackfleisch

Zutaten

• 300 Gramm Rinderhackfleisch (möglichst fettarm)

• 600 Gramm Tomaten

• Gewürze: Salz, Paprikapulver, etwas Thymian, schwarzer Pfeffer, Knoblauchpulver

• 900 ml Gemüsebrühe

• 2 Knoblauchzehen

• 1 rote Zwiebel

Zubereitung

Zuerst muss der Knoblauch geputzt und gepresst werden, dann wird er mit der gewürfelten Zwiebel und etwas Öl scharf angebraten. Dann wird das Hackfleisch hinzugegeben, gut gewürzt und dann etwa 7 Minuten angebraten, bis es braun und krümelig ist. Nun werden die Tomaten geputzt und in grobe Stücke geschnitten, dann in einem Topf erhitzt und weich gekocht. Jetzt pürierst Du die Tomaten in einem Küchenmixer oder mit dem Rührstab und schmeckst sie mit Salz und Pfeffer ab. Dann erhitze die pürierten Tomaten mit der Gemüsebrühe in einem Topf und lasse alles etwa 7 – 8 Minuten köcheln, dann wird das gebratene Hackfleisch obenauf gegeben. Als Garnitur eignet sich wunderbar ein Esslöffel Crème fraîche.

Nährwerte pro Portion

390 Kalorien, Eiweiß: 30 g, Kohlenhydrate: 25 g, Fett: 8 g

Zubereitungszeit

etwa 20 Minuten

Cremige Blumenkohlsuppe

Zutaten

• 1 großer Blumenkohl (etwa 800 Gramm)

• 100 ml Sahne

• 150 ml Milch

• 150 Gramm Schmelzkäse

• Gewürze: Salz, Paprikapulver, Rosmarin, schwarzer Pfeffer, Knoblauchpulver

• 600 ml Gemüsebrühe

• 1 Knoblauchzehe

• 1 helle Zwiebel

Zubereitung

Zuerst muss der Blumenkohl geputzt in die einzelnen Röschen zerlegt werden. Dann wird der Kohl in siedendem Wasser mit etwas Salz für etwa 8 Minuten gekocht, sodass er weich wird. Dann gibst Du in mit der Sahne und der Milch in einen Küchenmixer und zerkleinerst alles auf mittlerer Stufe für etwa 20 Sekunden. Dann muss der Knoblauch geputzt und gepresst werden, dann wird er mit der gewürfelten Zwiebel und etwas Öl scharf angebraten. Nun gibst Du Zwiebel und Knoblauch zum pürierten Blumenkohl, zerkleinerst nochmals alles und kochst dann die Masse mit der Gemüsebrühe in einem Topf auf. Nach etwa 5

Minuten kannst Du den Schmelzkäse einrühren, sodass alles cremig wird und Fäden zieht.

Nährwerte pro Portion

400 Kalorien, Eiweiß: 17 g, Kohlenhydrate: 19 g, Fett: 16 g

Zubereitungszeit

etwa 20 - 25 Minuten

Berliner Suppe

Zutaten

- 5 Bratwürste
- 2 Paprika (rot)
- 400 ml Tomaten, gehackt oder püriert
- Gewürze: Salz, Paprikapulver, schwarzer Pfeffer, Knoblauchpulver
- 2 TL Currypulver
- 250 ml Gemüsebrühe
- 1 helle Zwiebel, klein
- 10 Gramm Butter

Zubereitung

Diese Suppe macht alle Currywurst-Fans glücklich! Schneide zuerst die Bratwürste in mittelgroße Scheiben, würfle die Zwiebeln und brate alles mit 10 Gramm Butter an. Die Würste sollten gebräunt und knusprig sein. Dann löscht Du das Gebratene mit der Gemüsebrühe und den Tomaten ab, verrührst alles gut und schmeckst es mit den Gewürzen ab. Dann gib einen Spritzer Süßstoff dazu, um den Tomaten die Säure zu nehmen, und rühre das Currypulver ein. Lass die Suppe noch etwas eindicken, bevor Du sie servierst, auf Wunsch kannst Du sie mit Pfefferkörnern oder Crème fraîche garnieren.

Nährwerte pro Portion

480 Kalorien, Eiweiß: 25 g, Kohlenhydrate: 15 g, Fett: 27 g

Zubereitungszeit

etwa 20 Minuten

Asiatische Kokosmilch-Suppe

Zutaten

• 400 ml Kokosmilch (fettarm)

• 1 Spitzpaprika (rot)

• 1 Paprika (gelb)

• 300 ml Gemüsebrühe

• Gewürze: Salz, Paprikapulver, schwarzer Pfeffer, Curry, Bockshornklee, Korianderpulver

• 1 helle Zwiebel, klein

• 10 Gramm Butter

• 1 Glas Bambussprossen (ca. 150 Gramm)

• 1 Stange Lauch

Zubereitung

Zuerst wird das gesamte Gemüse geputzt, gewaschen und dann in dünne Ringe oder Streifen geschnitten. Dann brätst Du die Zwiebeln mit den Gewürzen in einer Pfanne mit den 10 Gramm Butter an, bis sich ein aromatischer Duft bildet und die Zwiebeln leicht gebräunt sind. Nun gibst Du das restliche Gemüse (bis auf die Bambussprossen) hinzu und brätst alles scharf an, nach 3 – 4 Minuten reduziere die Hitze und lösche die Pfanne mit der Kokosmilch und der Gemüsebrühe ab. Lasse alles noch weitere 5 Minuten köcheln, schmecke bei Bedarf mit Salz und Chilipulver ab und gib kurz vor Schluss die Bambussprossen zur Suppe hinzu. Dazu schmecken besonders gut Garnelen, die kurz angebraten wurden und dann auf die Suppe als Topping gegeben werden oder auch geröstetes Eiweiß-Brot!

Nährwerte pro Portion

300 Kalorien, Eiweiß: 15 g, Kohlenhydrate: 19 g, Fett: 8 g

Zubereitungszeit

etwa 15 - 20 Minuten

Kartoffelsuppe mit Erdnuss-Aroma

Zutaten

- 700 Gramm Blumenkohl (ein mittlerer Kopf)
- 150 ml Sahne
- 150 ml Milch
- 80 Gramm Erdnussbutter oder Erdnussmus
- 1 Knoblauchzehe
- 1 kleine Zwiebel
- 800 ml Gemüsebrühe
- Gewürze: Salz, Pfeffer, etwas Oregano, Majoran
- 10 ml Olivenöl

Zubereitung

Zuerst wird die Zwiebel geputzt, gewürfelt und dann mit dem Knoblauch und einem Esslöffel Olivenöl in einer beschichteten Pfanne scharf angebraten. Danach folgt der Blumenkohl: Koche ihn in gesalzenem Wasser gar, das dauert etwa 10 Minuten. Dann gib ihn mit der Milch und der Sahne in einen Küchenmixer oder püriere ihn mit dem Rührstab, bis er sämig ist, nach Wunsch kannst Du auch bei einer etwas gröberen Konsistenz haltmachen. Nun werden Zwiebel und Knoblauch zur Blumenkohl-Masse gegeben und alles erneut zerkleinert, dann wird die Flüssigkeit in einem Topf aufgekocht und mit der Gemüsebrühe verrührt. Nun noch das Erdnussmus einrühren und kräftig mit den Gewürzen abschmecken, dann kann die cremige Suppe mit einem exotischen Touch serviert werden.

Nährwerte pro Portion

400 Kalorien, Eiweiß: 21 g, Kohlenhydrate: 11 g, Fett: 28 g

Zubereitungszeit

etwa 20 Minuten

Snacks und Zwischenmahlzeiten

Für den süßen Zahn zwischendurch oder eine Low-Carb-konforme Zwischenmahlzeit zum Kaffee am Nachmittag eignen sich die in der Rubrik Frühstück beschriebenen Kuchen optimal. Sie bröseln nicht leicht, sind haltbar und können daher gut in einer Box zur Arbeit oder auf einen Ausflug mitgenommen werden. Für diejenigen, die eher auf herzhafte Snacks schwören, kommen hier ein paar Anregungen. Gerade für Berufstätige mit wenig Zeit oder wenig Lust zum täglichen Kochen können ein paar Snacks, die arm an Kohlenhydraten sind, eine gute Lösung darstellen.

Salami-Sticks

Die Würstchen sind herzhaft, salzig und enthalten fast keine Kohlenhydrate. Achte jedoch darauf, dass Du kein Produkt mit zugesetztem Zucker erwischt, das treibt den Carb-Anteil wieder in die Höhe.

Käsewürfel

Sie sind in fast jedem Supermarkt zu finden und dank des hohen Eiweiß-Gehalts ein guter Snack für zwischendurch. Achte nur auf den Fettgehalt, dieser sollte so niedrig wie möglich liegen. Die Faustregel für Käse ist: Alles unter 10 Prozent Fettanteil ist akzeptabel.

Rohkost-Box

Es gibt viele Gemüsesorten, die arm an Carbs sind, wie zum Beispiel Paprika, Brokkoli, Karotten oder Sellerie. Diese Gemüsesorten schneidest Du einfach in mundgerechte Stücke und nimmst sie in einer Box mit.

Süßkartoffel- oder Zucchini-Chips

Dieser Ersatz für die herkömmlichen ungesunden Kartoffelchips wird immer beliebter. Dazu muss Du nur das betreffende Gemüse in dünne Scheiben schneiden oder hobeln, etwas salzen und das Wasser abtropfen lassen und dann mit etwas Öl bedeck in den Ofen geben. Dort brät es für etwa 15 Minuten bei 200 °C vor sich hin, sollte die Oberfläche zu dunkel werden, kannst Du die Chips wenden.

Shake

Auch Shakes sind perfekt geeignete Zwischenmahlzeiten, wenn Du die Menge etwas reduzierst. Eine Portion mit etwa 250 - 300 Gramm ist für den kleinen Hunger zwischendurch gut geeignet und kann Dich mit einer extra Portion Proteinen versorgen, wenn Du hochwertiges Eiweiß-Pulver dazu rührst. Rezepte für verschiedene Shakes findet Du unter der Rubrik Shakes und Getränke.

Obstmischung

Einige Obstsorten wie Bananen und Trauben sind zwar wegen des sehr hohen Gehalts an Fruchtzucker nicht für Low-Carb geeignet, dafür gibt es jedoch andere Früchte, die sehr gut mit dieser Ernährungsform harmonieren. Alle Beerenfrüchte, wie z. B. Himbeeren, Johannisbeeren oder Brombeeren, ergeben mit Naturjoghurt und etwas Süßstoff eine leckere Zwischenmahlzeit mit einem leicht säuerlichen Touch.

Hüttenkäse mit Topping

Hüttenkäse ist nicht nur für Aufläufe und als Brotaufstrich ein Star, sondern auch unter den Snacks. Durch den sehr hohen Eiweißgehalt und den sehr niedrigen Fettgehalt ist er quasi zu jeder Tages- und Nachtzeit erlaubt. In herzhafter Variante kannst Du ihn mit Schinken, Parmesan oder Tomaten genießen. Für Fans von Süßspeisen lässt er sich hervorragend mit Früchten oder etwas Agaven-Dicksaft kombinieren, auch knusprige Mandeln passen gut dazu.

Shakes und Getränke

Quark-Protein-Shake

Zutaten

- 200 Gramm Magerquark
- 2 EL Proteinpulver (am besten Vanille oder Nougat)
- 100 ml Mandelmilch
- 1 TL Kakao (Backkakao, stark entölt ohne Zuckerzusatz)
- 2 EL gehackte Mandeln
- etwas Süßstoff (alternativ: Kokosblütenzucker oder Xucker)
- etwas Zitronensaft

Zubereitung

Den Magerquark mit der Mandelmilch und dem Süßstoff in einen Küchenmixer geben oder mit einem Rührstab gut vermischen, sodass keine Klumpen zurück bleiben. Dann den Kakao und das Proteinpulver unterheben und die Masse mit etwas Zitronensaft abschmecken. Bei Bedarf kann noch etwas nachgesüßt, falls der Magerquark zu säuerlich ist. Dann alles etwa 5 Minuten quellen lassen und zum Schluss die gehackten Mandeln einrühren.

Der Shake eignet sich perfekt für die Mitnahme ins Büro, die Uni oder ins Fitness-Studio.

Nährwerte pro Portion

290 Kalorien, Eiweiß: 33 g, Kohlenhydrate: 15 g, Fett: 2 g

Zubereitungszeit

etwa 5 - 10 Minuten

Fruchtiger Himbeer-Shake

Zutaten

- 150 Gramm Magerquark
- 2 EL Proteinpulver (am besten Vanille oder ein neutraler Geschmack)
- 100 g Joghurt
- 1 Messerspitze Vanilleschote
- 70 Gramm Himbeeren
- 100 ml Milch
- etwas Süßstoff (alternativ: Kokosblütenzucker oder Xucker)
- 1 EL Zitronensaft (vorzugsweise frisch gepresst)

Zubereitung

Zuerst werden Magerquark, Milch, Süßstoff und Joghurt zu einer homogenen Masse verrührt. Dann werden die Messerspitze Vanilleschote sowie der Zitronensaft und das Proteinpulver untergehoben, sodass keine Klümpchen zurückbleiben. Am besten gelingt die Zubereitung mit einem Küchenmixer, hier bildet sich sogar ein leichter rosafarbener Schaum. Zum Schluss werden die Himbeeren in den Shake gegeben und mittels eines Rührstabs oder Küchenmaschine zerkleinert, bis nur noch feine Stückchen verbleiben.

Tipp

An heißen Sommertagen können die Himbeeren gefroren verarbeitet werden, so erhält der Shake eine Konsistenz, die an ein Milchshake erinnert.

Nährwerte pro Portion

350 Kalorien, Eiweiß: 30,2 g, Kohlenhydrate: 16 g, Fett: 3 g

Zubereitungszeit

etwa 5 - 10 Minuten

Shake mit Bananen-Kaffee-Geschmack

Zutaten

- 200 Gramm Magerquark
- 3 EL Proteinpulver (am besten Vanille oder ein neutraler Geschmack)
- 70 g Joghurt
- 1 Messerspitze Vanille-Extrakt
- 1 kleine Banane (etwa 100 Gramm)
- 150 ml Milch
- etwas Süßstoff (alternativ: Kokosblütenzucker oder Xucker)
- 1 EL Zitronensaft (vorzugsweise frisch gepresst)
- 30 ml Espresso (oder stark gebrühter Kaffee, abgekühlt)

Zubereitung

Zuerst wird die Banane geschält und mit einer Gabel oder einem Rührstab zerkleinert. Dann werden nach und nach die restlichen Zutaten dazugeben und verrührt, bis sie sich alle zu einer homogenen Masse vermischt haben. Zum Schluss wird der Espresso beziehungsweise der stark gebrühte Kaffee dazugegeben. Falls der Shake zu dickflüssig sein sollte, kannst Du ihn zum Schluss noch mit etwas Milch oder Wasser verdünnen.

Tipp

Die Banane hat zwar einen verhältnismäßig hohen Anteil an Carbs, diese sind jedoch natürlicher Herkunft und daher für das morgendliche Frühstück geeignet. Da kein künstlicher Haushaltszucker zugesetzt wird, hält sich der Anteil an einfachen Kohlenhydraten in Grenzen. Abends solltest Du den Shake allerdings nicht zum Abendessen trinken, da die enthaltenen Carbs aus dem Fruchtzucker die Abnahme über Nacht erheblich hemmen können.

Nährwerte pro Portion

300 Kalorien, Eiweiß: 30,0 g, Kohlenhydrate: 22,5 g, Fett: 3 g

Zubereitungszeit

etwa 5 - 10 Minuten

Exotischer Mango-Buttermilch-Shake

Zutaten

• 200 Gramm Magerquark

• 3 EL Proteinpulver (am besten Vanille oder Mango)

• 100 g Joghurt

• 1 Messerspitze Vanille-Extrakt

• 200 ml Buttermilch

• etwas Süßstoff (alternativ: Kokosblütenzucker oder Xucker)

• 1 EL Zitronensaft (vorzugsweise frisch gepresst)

• 1 Mango, mittelgroß

Zubereitung

Dieser Shake schmeckt fruchtig und leicht dank der fettarmen Buttermilch. Am besten trinkst Du ihn nur am Morgen oder als leichtes Mittagessen, da die Mango - wie fast alle exotischen Früchte - relativ viele Carbs enthält. Da hier jedoch nur eine mittelgroße Frucht verarbeitet wird, ist das für die erste Tageshälfte in Ordnung.

Zuerst halbierst Du die Mango um den Kern herum und entfernst das Fruchtfleisch mit einem Löffel. Das kommt mit dem Magerquark und der Buttermilch für 30

Sekunden auf mittlerer Stufe in einen Küchenmixer, dieser vermischt solche Zutaten am besten. Dann gibst du die restlichen Zutaten sowie das Proteinpulver dazu und mixt den Shake noch einmal gründlich durch, bis sich feiner Schaum bildet.

Nährwerte pro Portion

330 Kalorien, Eiweiß: 24,0 g, Kohlenhydrate: 15,0 g, Fett: 3 g

Zubereitungszeit

etwa 5 Minuten

Protein-Shake à la Piña Colada

Zutaten

- 200 ml Milch
- 3 EL Proteinpulver (am besten Vanille oder neutraler Geschmack)
- 100 g Joghurt
- 1 Messerspitze Vanille-Extrakt
- 100 ml Buttermilch
- 1 EL Süßstoff (alternativ: Kokosblütenzucker oder Xucker)
- 1 EL Zitronensaft (vorzugsweise frisch gepresst)
- 40 ml Ananassaft (am besten frisch)
- 30 ml Sahne
- 1 Banane, groß
- 2 EL Sojaflocken, gemahlen

Zubereitung

Dieser Shake ist ein wenig säuerlich und daher herrlich erfrischend an wärmeren Tagen. Zuerst schlägst Du in einem Küchenmixer die Buttermilch, den Vanille-Extrakt, den Zitronensaft sowie den Joghurt schaumig auf, bis es eine leichte Masse bildet. Dann zerdrücke die Banane mit der Hand in einer kleinen Schüssel und gib das Fruchtfleisch in die Flüssigkeit. Füge nun das

Proteinpulver sowie die Sojaflocken hinzu, dann schüttle alles mit der Hand in einem Shaker etwa 2 – 3 Minuten, bis sich alles verbunden hat. Durch die Bananen-Stückchen, die erhalten sind, hat der Shake mehr Konsistenz; falls Du das nicht mögen solltest, kannst Du nach dem Hinzufügen der Banane noch einmal die Küchenmaschine oder einen Rührstab benutzen. Füge jetzt den Ananas-Saft hinzu und rühre die Sahne ein, dann ist der Shake fertig zum Verzehr! Bewahre ihn in jedem Fall im Kühlschrank auf, wenn Du ihn nicht sofort trinken solltest.

Nährwerte pro Portion

450 Kalorien, Eiweiß: 29,0 g, Kohlenhydrate: 14,0 g, Fett: 17 g

Zubereitungszeit

etwa 5 - 10 Minuten

Zart-grüner Matcha-Shake mit Mandelmilch

Zutaten

- 200 ml Mandelmilch
- 30 Gramm Proteinpulver (am besten Vanille oder Karamell)
- 100 g Mandeljoghurt
- 3 TL Matcha-Pulver (auch ohne Zucker erhältlich)
- 1 EL Süßstoff (alternativ: Xucker)
- 1 EL Limettensaft (vorzugsweise frisch gepresst)

Zubereitung

Matcha-Pulver ist schwer in Mode und wird inzwischen für viele Drinks, Cocktails, Smoothies und Co verwendet. Es soll viele Anti-Oxidantien enthalten und damit ein Mittel zur Vorbeugung für die Hautalterung sein. Doch abgesehen von dieser noch nicht erwiesenen Wirkung hat das Pulver eine unbestrittene Eigenschaft: Es verleiht Getränken eine zartgrüne Färbung, die an sommerliche Apfelblüten erinnert. Für diesen Shake vermischt Du Mandeljoghurt, Mandelmilch und den Süßstoff sowie den Limettensaft und verrührst alles gut mit einem Löffel. Dann fügst Du das Proteinpulver hinzu – mit Karamell erhält der Shake eine süßlichere Note – und schüttelst die Flüssigkeit mit einer Hand in einem geeigneten Shake-Becher gut durch. Ganz zum Schluss wird das Matcha-Pulver eingerührt, dieses löst sich leicht auf und muss daher nicht mit den restlichen Zutaten in einer Küchenmaschine verarbeitet werden.

Nährwerte pro Portion

370 Kalorien, Eiweiß: 27,0 g, Kohlenhydrate: 9,0 g, Fett: 7 g

Zubereitungszeit

etwa 5 Minuten

Desserts und Süßspeisen

Chiasamen-Pudding mit Kokosmilch

Zutaten

- 3 EL Chiasamen (hell oder dunkel, am besten Bio-Qualität)
- 1 EL Proteinpulver (am besten Vanille oder Kokosnuss)
- 80 ml Wasser
- 100 ml Kokosmilch
- 1 Messerspitze Vanille-Extrakt
- etwas Süßstoff (alternativ: Kokosblütenzucker oder Xucker)

Zubereitung

Die Chiasamen werden gut mit dem Wasser, dem Vanille-Extrakt, dem Proteinpulver, dem Süßstoff und der Kokosmilch verrührt. Dadurch sollen die Außenschalen der Samen aufquellen und nach einer Zeit eine puddingartige Masse bilden. Das funktioniert am besten im Kühlschrank über Nacht, so kannst Du das Dessert für den Folgetag perfekt vorbereiten und die Zeit allein die Arbeit machen lassen! Fülle dazu die Chiasamen und den Rest der Zutaten in ein verschließbares Gefäß, das auslaufsicher ist und lasse es für 4 – 6 Stunden durchziehen. Je nach Wunsch kannst

Du den Chia-Pudding noch mit Beerenfrüchten, gehackten Nüssen oder Quark verfeinern.

Nährwerte pro Portion

300 Kalorien, Eiweiß: 30,0 g, Kohlenhydrate: 22,5 g, Fett: 3 g

Zubereitungszeit

etwa 5 Minuten + Zeit im Kühlschrank

Mousse au Chocolat à la Avocado

Zutaten

- 1 TL Chiasamen (hell oder dunkel, am besten Bio-Qualität)
- 1 reife Avocado
- 30 Gramm Kakaopulver (Backkakao, stark entölt ohne Zuckerzusatz)
- 50 Gramm Frischkäse (Magerstufe, ca. 10 % Fett)
- 1 Messerspitze Vanille-Extrakt
- etwas Süßstoff (alternativ: Kokosblütenzucker oder Xucker)
- etwas Zitronensaft

Zubereitung

Zuerst wird die Avocado entkernt und die Schalen vom Fruchtfleisch befreit. Dieses muss anschließend mit dem Vanille-Extrakt und den Chiasamen gründlich verrührt werden. Nun folgen der Frischkäse, Süßstoff und Zitronensaft, alles muss gleichmäßig in die Avocado-Masse eingearbeitet werden. Zum Schluss rundest Du die fast fertige Mousse mit dem Kakaopulver ab und stellst den Küchenmixer oder den Rührstab noch einmal auf die höchste Stufe, damit ausreichend Luft in das Dessert geschlagen wird.

Stelle es nun etwa 15 Minuten an einen ausreichend kühlen Ort und serviere es mit Kakao-Nibs bestreut. Diese gibt es in gut sortieren Supermärkten oder Reformhäusern zu kaufen, sie haben einen hohen Anteil an gesunden Bitterstoffen sowie einen sehr niedrigen Anteil an Zucker.

Zwar hat die Avocado einen höheren Fettanteil als eigentlich bei LC gewünscht, die enthaltenen Fette sind jedoch rein pflanzlich und daher keine Gefahr für den Cholesterinspiegel.

Nährwerte pro Portion

400 Kalorien, Eiweiß: 18,0 g, Kohlenhydrate: 22,0 g, Fett: 20 g

Zubereitungszeit

etwa 10 Minuten

Proteinreiche Quark-Creme mit Nussstückchen und Mandelaroma

Zutaten

- 500 Gramm Quark, Magerstufe
- 3 EL Proteinpulver (am besten Vanille, Cookie oder ein Nussaroma)
- 50 ml Wasser
- 100 ml Mandelmilch
- 20 Gramm Mandeln, gehackt
- 30 Gramm Walnüsse, gehackt
- 1 EL Honig, Bio-Qualität
- 1 Messerspitze Vanille-Extrakt
- etwas Süßstoff (alternativ: Kokosblütenzucker oder Xucker)

Zubereitung

Zuerst wird die Quark-Creme zubereitet: Dazu den Magerquark mit der Mandelmilch, Vanille-Extrakt, dem Wasser und dem flüssigen Süßstoff beziehungsweise dem Zuckerersatz verrühren und kurz zur Seite stellen. Dann werden die Nüsse gehackt oder – je nach Geschmack - gemahlen und vermischt. Nun den Honig noch vorsichtig unter die Quark-Creme heben, sodass sich Schlieren im Quark bilden, dann die Nüsse überstreuen und mit etwas Kakao bestäuben. Gut gekühlt ist dieses Dessert auch ein Genuss für die Mittagspause.

Nährwerte pro Portion

380 Kalorien, Eiweiß: 29,0 g, Kohlenhydrate: 16,5 g, Fett: 18 g

Zubereitungszeit

etwa 10 Minuten

Power-Kokosnuss-Balls mit Nüssen

Zutaten

• 100 Gramm Haferkleie (alternativ für den Morgen: Haferflocken)

• 1 EL Proteinpulver (am besten Vanille, Cookie oder ein Nussaroma)

• 60 g Kokosraspeln

• 20 Gramm Mandeln, gehackt

• 30 Gramm Haselnüsse, gehackt

• 1 EL Honig, Bio-Qualität

• 40 Gramm Xucker oder ein anderer Ersatzstoff

• 2 EL Wasser

• 50 g Mandelmilch

• 2 EL Chiasamen

Zubereitung

Du beginnst mit dem Vermengen der trockenen Zutaten: Gib diese in eine ausreichend große Schüssel und vermenge Haferkleie und Co. Dann kommen die Mandelmilch, das Wasser, die gehackten Nüsse sowie der Honig dazu, verrühre nun alle Zutaten gut mit ein Löffel. Tipp: Ein Exemplar aus Silikon haftet nicht am Teig und erleichtert Dir das Abstreifen der Masse. Forme jetzt mit den Händen kleine Bällchen und wälze sie – je nach Wunsch – in gemahlenem Xucker, dann stelle sie sofort im Kühlschrank ab, damit sie aushärten können. Du siehst: Auch mit Low-Carb-Leckereien kann man Gewicht verlieren und trotzdem gut und lecker essen.

Nährwerte pro Portion (etwa 3 Bällchen)
530 Kalorien, Eiweiß: 29,0 g, Kohlenhydrate: 14 g, Fett: 28 g

Zubereitungszeit
etwa 5 Minuten

Stracciatella-Eis à la Low-Carb

Zutaten

- 200 ml Sahne
- 250 ml Milch
- 1 Spritzer Limettensaft
- 1 Messerspitze Vanille-Extrakt
- 1 TL Johannisbrotkernmehl
- 70 Gramm Schokodrops, zuckerfrei
- 35 Gramm Eiweißpulver (am besten eignet sich Vanille oder Cookies)
- 50 Gramm Xucker (oder eine andere Zuckeralternative)

Zubereitung

Für dieses Eis müssen die Zutaten im Mixer einige Zeit aufgeschlagen werden, damit sich alles gut vermischt, die Sahne ihre stabilisierende Wirkung entfalten und Luft in die Masse gelangen kann. So kommt das Endergebnis einem richtigen Eis mit Zucker und Co sehr nahe.

Fülle alle Zutaten bis auf die Schokodrops in einen Küchenmixer und stelle alles auf mittlere Stufe, lasse dann den Mixer für 5 Minuten laufen. Kontrolliere das

Ergebnis: Wenn alles gut vermischt ist und die Masse luftig wirkt, ist das Eis fertig. Wenn nicht, wiederhole den Vorgang einfach noch einmal mit 2 Minuten extra Mixen. Zum Schluss hebst Du die Schokodrops unter und stellst das Ganze in einem kältefesten Behälter in die Eis-Truhe. Rühre das Ganze 4 x alle 40 Minuten gut durch, damit sich schon gefrorene Teile mit dem Rest verbinden.

Nährwerte pro Portion

380 Kalorien, Eiweiß: 17 g, Kohlenhydrate: 13 g, Fett: 27 g

Zubereitungszeit

etwa 10 Minuten + Kühlzeit 3 Stunden

Haselnuss-Kugeln mit Zartbitterschokoladen-Überzug

Zutaten

• 20 Haselnüsse (ganz)

• 35 Gramm Haselnüsse, gehackt

• 50 Gramm Mandelmus

• 1 Messerspitze Vanille-Extrakt

• Gramm Schokodrops, zuckerfrei

• 30 Gramm Kokosöl

• 40 Gramm Eiweißpulver (am besten eignet sich Vanille oder ein Nuss-Aroma)

• 5 EL Xucker (oder eine andere Zuckeralternative)

• 15 Gramm Kakaopulver

• 130 Gramm Zartbitterschokolade, zuckerfrei

• 1 Spritzer Milch

Zubereitung

Zuerst werden die Haselnüsse im ganzen sowie die gehackten Nüsse ohne Fett in einer beschichteten Pfanne angeröstet, sodass sie ihr Aroma entfalten. Dann stelle sie zur Seite und schmelze das Kokosöl, bis es beinahe flüssig geht. Das funktioniert im Winter auch auf der Heizung. Dann vermische das Eiweißpulver, den Kakao, den Xucker, den Vanille-Extrakt sowie das

Mandelmus mit dem Kokosöl und rühre, bis eine homogene Masse entsteht. Lasse diese nun abkühlen, bis sie fest wird, und forme dann kleine Kugeln daraus. Drücke in jede der kleinen Bällchen eine ganze Haselnuss hinein und verschließe die Öffnung danach durch kneten.

Dann schmelze die Schokolade, rühre die gehackten Haselnüsse unter und überziehe die Kugeln mit der Glasur aus Zartbitterschokolade. Lasse alles gut abkühlen, für die extra Abkühlung kannst Du sie auch kurz im Gefrierfach lagern. Durch den sehr niedrigen Gehalt an Kohlenhydraten bzw. industriellem Zucker sind die Kugeln auch als Nascherei für den Abend geeignet.

Nährwerte pro Portion (4 Stück)

450 Kalorien, Eiweiß: 16 g, Kohlenhydrate: 8 g, Fett: 35 g

Zubereitungszeit

etwa 10 Minuten + Kühlzeit 3 Stunden

Fruchtige Rhabarber-Kirschmarmelade

Zutaten

• 250 Gramm Rhabarber, rot-grün

• 150 Gramm Sauerkirschen, frisch

• 1 EL Apfelsaft

• 90 Gramm Gelierzucker, zuckerfrei

• 1 Messerspitze Vanille-Extrakt

• 1 TL Süßstoff (alternativ: Kokosblütenzucker oder Xucker)

Zubereitung

Diese Marmelade passt hervorragend zu Quark, Joghurt oder aufs Eiweiß-Brot mit Frischkäse als Unterlage. Sie ist zudem einfach zubereitet, Du kannst sie je nach Saison und vorhandenen Zutaten variieren und kreativ abändern.

Zuerst wäscht und schälst Du den Rhabarber, damit die in der Schale enthaltenen Bitterstoffe entfernt werden. Dann schneidest Du ihn in mittelgroße Stücke und entfernst eventuell verbliebene harte Schalenreste. Dann entkernst Du die Sauerkirschen, fängst den Saft auf und gibst ihn mit den Kirschen und dem Apfelsaft in einen mittelgroßen Topf. Stelle nun den Herd auf mittlere Stufe und dünste die Kirschen, nach etwa 3 Minuten gibst Du die Rhabarber-Stücke hinzu und lässt alles köcheln, bis das Obst zerfällt. Nun rührst Du den Gelierzucker ein, gibst den Süßstoff und den Vanille-Extrakt dazu und lässt alles in einer Glasschüssel abkühlen.

Nährwerte pro Portion

90 Kalorien, Eiweiß: 0 g, Kohlenhydrate: 12 g, Fett: 0 g

Zubereitungszeit

etwa 10 - 15 Minuten

Marmelade aus Mango und Erdbeeren

Zutaten

- 400 Gramm Erdbeeren
- 1 große Mango
- 1 EL Wasser
- 90 Gramm Gelierzucker, zuckerfrei
- 1 Messerspitze Vanille-Extrakt
- nach Geschmack Süßstoff (oder Xucker)

Zubereitung

Diese Marmelade passt ebenfalls hervorragend zu Quark, Joghurt oder aufs Eiweiß-Brot mit Frischkäse als Unterlage. Sie ist zudem einfach zubereitet, Du kannst sie je nach Saison und vorhandenen Zutaten variieren und kreativ abändern.

Zuerst wäscht und putzt Du die Erdbeeren und entfernst alle faulen Stellen. Schneide die Früchte dann in Viertel und entferne das Fruchtfleisch der Mango mit einem Esslöffel, damit kannst du die Frucht gut aushöhlen. Zerteile die Mango nun grob, erhitze einen kleinen Topf auf kleiner Stufe und dünste die Erdbeeren zuerst für etwa 8 Minuten mit dem Wasser und dem Vanille-Extrakt an. Dann gibst Du die Mango hinzu, rührst den Gelierzucker sowie den Süßstoff ein und lässt alles in einer Glasschüssel abkühlen. Die Marmeladen können auch im heißen Zustand in ein sauberes Glas gefüllt und dann luftdicht verschlossen werden, das erhöht die Haltbarkeit auf etwa 2 Wochen.

Nährwerte pro Portion

100 Kalorien, Eiweiß: 0 g, Kohlenhydrate: 14 g, Fett: 0 g

Zubereitungszeit

etwa 10 - 15 Minuten

Süße Gitter aus Mandeln und Kokosnuss

Zutaten

• 100 Gramm Kokos-Mus (als nussige Variante: Mandel-Mus)

• 140 Gramm Mandeln, in Stiften

• 1 Messerspitze Vanille-Extrakt

• 30 Gramm Xucker, gemahlen (oder anderer zuckerfreier Puderzucker)

• nach Geschmack ein Spritzer Süßstoff (oder Xucker)

• 20 Gramm Kokosraspeln

• 1 EL Kokosöl

Zubereitung

Eine süße Sünde, die jedoch dank eines hohen Nussanteils und viel pflanzlichen Fetten absolut Low-Carb ist. Die Leckerei hält sich ohne Probleme rund eine Woche im Kühlschrank und ist daher ideal für süße Zwischensnacks im Büro, der Uni, usw.

Zuerst muss das Kokosöl schmelzen, dazu stellst Du es in den nur sehr leicht erhitzen Ofen, bis die Masse flüssig geworden ist. Im Winter ist die Heizung eine einfache und gute Alternative. Wenn das Öl geschmolzen ist, vermische die zwei Esslöffel in einer kleinen Schüssel mit den Mandelsplittern, den

Kokosraspeln, dem Vanille-Extrakt sowie dem gemahlenen Xucker und verrühre alles gut. Nun fügst Du das Kokos-Mus hinzu und lässt alles etwa 5 Minuten ziehen. Dann nimm einen großen Löffel und setze mit diesem auf ein mit Papier ausgelegtes Backblech kleine Bällchen. Nun müssen diese nur noch aushärten – im Winter geht das am schnellsten auf dem Balkon oder Fensterbrett – dann sind sie fertig zum Verzehr.

Nährwerte pro Portion (ca. 5 Stück)
180 Kalorien, Eiweiß: 10 g, Kohlenhydrate: 6 g, Fett: 28 g

Zubereitungszeit
etwa 10 Minuten + 5 Minuten Wartezeit

Vanillepudding à la Low-Carb

Zutaten

• 300 ml Milch

• 100 ml Sahne

• ca. 15 ml Süßstoff (alternativ: Xucker bzw. ein anderer Zuckeraustauschstoff)

• 20 Gramm Kokosraspeln

• 12 Gramm Johannisbrotkernmehl (alternativ: Guarkernmehl)

• 1 EL Kokosöl

• ½ Vanilleschote (am besten Bio-Qualität)

Zubereitung

Vanillepudding geht eigentlich zu jedem Anlass und ist ein willkommenes Dessert. Ob kalt oder heiß direkt aus dem Topf: Süßer Pudding ist eine Wohltat für Magen und Seele. Dieser Pudding kommt ganz ohne Speisestärke oder Industrie-Zucker aus und ist daher für Dich perfekt zum Abnehmen geeignet.

Vermische zuerst das Süßungsmittel mit der Sahne, der Milch und dem Kokosöl und koche alles in einem ausreichend großen Topf auf. Während die Flüssigkeit aufkocht, kratze die Vanilleschote vorsichtig aus, entferne eventuelle Stückchen der Schale und mische das Vanillemark zu der Milch-Sahne hinzu. Wenn die Milch hochkocht, stelle das Ganze auf eine niedrige Stufe und rühre das Johannisbrotkernmehl oder Guarkernmehl zusammen mit den Kokosraspeln ein, das verleiht dem Pudding die cremige Konsistenz, ganz ohne kohlenhydratreiche Speisestärke.

Wenn sich keine Klümpchen mehr im Pudding befinden, nimm ihn vom Herd und lasse ihn bei Zimmertemperatur auskühlen, damit sich die Konsistenz festigt. Das dauert etwa 30 – 40 Minuten, wenn Du ihn vollkommen kalt genießen möchtest, muss er davor noch etwa 30 Minuten im Kühlschrank verbringen.

Nährwerte pro Portion

250 Kalorien, Eiweiß: 10 g, Kohlenhydrate: 4 g, Fett: 18 g

Zubereitungszeit

etwa 10 Minuten + 30 Minuten Wartezeit

Fazit und Deine ganz persönliche Low-Carb-Challenge

Mit den Rezepten in diesen Rubriken hast Du nun viele verschiedene Rezepte zur Hand, mit denen Du Deinen Alltag mit Low-Carb leichter gestalten kannst. Besonders wichtig war es uns, Dir verschiedene und vielfältige Zubereitungen vorzustellen, damit Du erkennst, dass Low-Carb definitiv mehr ist, als nur große Mengen an Fleisch und Eiern zu verzehren. Nun hast Du also alles notwendige Wissen zur Verfügung, um Deine ganz eigene Low-Carb-Challenge zu starten! Hier sind fünf Aspekte, die Dir bei der Vorbereitung helfen:

Punkt Nummer 1

Werde alle Süßigkeiten, Tiefkühlpizzen, Baguette-Brötchen und sonstige Weißmehl- oder Zuckerbomben los, die sich noch in Deine Kühlschrank oder Deiner Vorratskammer verstecken. Denn: Wenn Du in den ersten Tagen Heißhunger-Attacken bekommen solltest, ist nichts da, was Dich von Deinem Weg abbringen könnte.

Punkt Nummer 2

Planung ist die halbe Vorbereitung und damit die halbe Miete. Wenn Du bereits ein paar Tage im Voraus planst, was Du essen möchtest und Dir die entsprechenden

Rezepte heraussuchst, erleichtert Dir das den Start ganz erheblich. Deine Aufgabe ist nun also für heute: Schreibe Dir die wichtigsten Dinge zu Low-Carb und wie es funktioniert heraus, damit Du den Überblick behältst.

Punkt Nummer 3

Wo willst Du hin? Bei einem langen Weg beginnt man normalerweise mit dem Aussuchen des Ziels - nicht anders ist es auch bei der Low-Carb-Challenge. Ob es nun 15 Kilo Gewichtsverlust sind, ein höherer Anteil an Muskeln oder schlichtweg ein besseres Körpergefühl - nur, wenn Du weißt, was Du erreichen möchtest, kannst Du den Weg dahin anpacken. Eine gute Methode zur Motivation kann ein sichtbares Plakat sein, auf dem Du Deine ganz persönlichen Wünsche aufschreibst. Dieses Paper kannst Du ansehen, wenn es mit der Motivation einmal hapert oder wenn Du vom Alltag gestresst bist und in Versuchung kommst, in alte Muster zurückzufallen.

Punkt Nummer 4

Erstelle Dir einen Essensplan! Nachdem Du jetzt schon weißt, wie die Grundlagen von Low-Carb funktionieren, welche Gruppen an Lebensmitteln gut sind und welche weniger, hast Du alles notwendige Wissen zur Hand. Damit Routinen, Alltag, eingefahrene Gewohnheiten und spontane Versuchungen wie Heißhunger am Abend oder ein Gang durch die Schokoladen-Abteilung im

Supermarkt Dich nicht aus der Bahn werfen, brauchst Du einen Essensplan. Das funktioniert folgendermaßen: 1. Gehe die Rezepte, die oben aufgeführt sind, in Ruhe durch und drucke Dir am besten alle Rubriken aus. 2. Dann sortierst Du sie in Folien und änderst eventuell Dinge ab, die Dir nicht so gut schmecken oder bringst Deine eigenen Vorstellungen in das Rezept hinein. 3. Jetzt teilst Du die Rezepte auf die verschiedenen Wochentage auf, dabei entscheidet ganz einzig und allein Dein persönlicher Geschmack. Du liebst Hühnchen? Dann lege drei Hühnchen-Gerichte auf Montag, Mittwoch und Freitag. Am Wochenende liebst Du gemütliche Couch-Abende mit etwas Süßem? Dann schreibe für den Freitag- oder Samstagabend die Power-Bällchen oder das Low-Carb Stracciatella-Eis auf den Speiseplan! 4. Nun ist das meiste schon geschafft, jetzt geht es nur noch um den Einkauf der Zutaten und das vergewissern, dass alle notwendigen Lebensmittel im Haus sind. Das kannst Du ganz einfach anhand einer Checkliste, die du einmal erstellst und mehrmals ausdruckst, für jedes Gericht abhaken.

Punkt Nummer 5

Meal-Preparing ist ein Wort, das es schon lange gibt und das bereits Deine Großmutter bestimmt regelmäßig angewendet hat. Die Idee dahinter ist: Wenn Du zuhause Dein Essen für den Tag zusammenstellst und es bereits vorher zubereitest, sparst Du Zeit und Geld, da unterwegs keine Spontankäufe oder teures Essengehen in Restaurants anfällt. So kannst Du dich vor allem in der Anfangszeit von Deiner Low-Carb-Challenge voll und ganz auf das neue Ernährungskonzept konzentrieren und gerätst außerhalb Deiner vier Wände nicht in Versuchung vom Weg abzukommen.

Deine ganz persönliche Low-Carb-Challenge

Du weißt nun alles über das Erstellen eines Essensplans oder das Ausmisten, das notwendig ist, um Versuchungen in Deinem Kühlschrank loszuwerden, bevor sie Dich zu Schokolade und Co verführen können. Nun kommen 14 konkrete Herausforderungen für Dich sowie drei exemplarische Tage für einen Low-Carb-Essensplan, damit Du ein Muster hast, an dem Du dich orientieren kannst.

Deine ganz persönliche Low-Carb-Challenge

14 Tage mit 14 Zielen für Dich zum Ansporn! Am besten beginnst Du Deine Umstellung hin zu Low-Carb an einem Sonntag. Dann hast Du Zeit und Ruhe für das Einlesen und die Planung, unter der Woche ist meistens zu viel Trubel dafür.

Tag 1

Der Anfang wird gemacht. Sammle alle Süßigkeiten ein, die Du finden kannst, und verschenke sie an Deine Freunde oder an Kinder aus der Nachbarschaft. Diese freuen sich garantiert darüber und Du hast zudem noch eine gute Tat vollbracht am Anfang Deines Low-Carb-Weges.

Tag 2

Heute ist der richtige Tag für einen ersten Einkauf à la Low-Carb. Als kleinen Tipp gibt es folgende Liste an Lebensmitteln, die Du auf Vorrat zuhause haben solltest: Beerenfrüchte, Kokosöl, Hähnchenbrust, Gurken, Tomaten, Mandelmilch, Sojaflocken, Eier, Magerquark, Joghurt, Proteinpulver (eventuell in verschiedenen Geschmacksrichtungen), Wasser und Blumenkohl.

Tag 3

Nun geht es Deiner Tiefkühltruhe an den Krage: In vielen verstecken sich Pizzas, Chicken Nuggets, industrielles Eis voller Zucker und Konservierungsstoffe sowie Fertigsaucen und Co. Auch diese Produkte solltest du loswerden, verschenke sie ebenfalls an Freunde oder veranstalte einen Junk-Food-Abend für sie, an dem Du aber natürlich nicht richtig teilnehmen wirst.

Tag 4

Jetzt ist der richtige Zeitpunkt, um Dein Ziel zu definieren und es auf Papier zu schreiben. So kannst Du es förmlich anfassen und hast einen Motivations-Guide, der Dich auf dem Weg hält. Schreibe ruhig Erlebnisse aus Deiner Vergangenheit auf, bei denen Du dich aufgrund von Übergewicht, schlechtem Körpergefühl oder Ähnlichem nicht gut gefühlt hast und nimm das zum Anlass, Low-Carb richtig durchzuziehen.

Tag 5

Dieser Tag ist ein Kontrolltag. Überprüfe im Geist die letzten Tage Deiner Low-Carb-Challenge und finde heraus, ob Du dich an alles gehalten hast. Falls nein: Notiere die Anlässe, zu denen Du schwach geworden bist, und überlege, wie das in Zukunft vermieden werden könnte.

Tag 6

Sport ist ein wichtiger Teil von Low-Carb, auch wenn er mit der Ernährung direkt nichts zu tun hat. Aber: Beim Sport werden Serotonine ausgeschüttet, diese heben Deine Stimmung und helfen Dir so bei der Motivation. Suche Dir heute eine Sportart, die Dir gefällt, und übe sie etwa zweimal pro Woche aus.

Tag 7

Eine ganze Woche Low-Carb hast Du bereits geschafft! Das ist super und braucht am Anfang auch Energie und Planung, deswegen seit heute stolz auf Dich. Belohne Dich mit einem besonders leckeren Low-Carb-Nachtisch, im Sommer ist das Stracciatella-Eis besonders lecker.

Tag 8

Recherchiere neue Rezepte. Anpassungen je nach Jahreszeit sind ein sehr gutes Mittel, um frisches Gemüse im Plan zu integrieren und ihn so abwechslungsreich zu gestalten. Im Winter sind beispielsweise Kohlsorten gesund und voller Vitamine, im Sommer haben leckere Beerenfrüchte Hochsaison. Du könntest beispielsweise im Winter einen neuen Low-Carb geeigneten Eintopf kreieren, im Sommer eine leichte Quarkspeise zum Nachtisch erfinden oder in der Weihnachtszeit ein himmlisches Dessert mit Zimt und Kardamom auf den Weg bringen.

Tag 9

Im Internet gibt es zahlreiche Fragebögen mit Kontrollfragen rund um Low-Carb, wo Du Dein Wissen testen und gegebenenfalls noch ein wenig erweitern kannst. Suche dir zwei solcher Fragebögen aus und arbeite sie durch - sei gespannt, welches Ergebnis Du am Schluss erhältst! Das ist die Gelegenheit, um Dein theoretisches Wissen rund um eine proteinreiche Ernährung zu testen und zu vertiefen.

Tag 10

Nun hast Du eineinhalb Wochen Low-Carb hinter Dich gebracht. Es war sicherlich nicht immer einfach, oder?

Besonders in den ersten beiden Wochen kämpft der Körper gegen die Umstellung an, da er bisherige Gewohnheiten über Bord werfen muss. Auch der Mangel an Glukose - die aus Kohlenhydraten gewonnen wird - macht Deinem Organismus zu schaffen, deshalb können manchmal Müdigkeit, Kraftlosigkeit, schlechter Geruch aus dem Mund oder Heißhunger die Folgen sein. Aber keine Angst: Nach spätestens drei Wochen hat sich Dein Körper umgewöhnt und startet im Low-Carb-Modus neu durch. Am heutigen Tag ist es deine Aufgabe, dir zwei kleine Low-Carb-Snack zuzubereiten und für eventuelle Hunger-Anfälle im Kühlschrank zu deponieren.

Tag 11

Teste Dein Wissen über Low-Carb, welches Du Dir in den letzten Tagen angelesen und angewendet hast. Erstelle ein neues Rezept auf der Basis Deiner ganz persönlichen Vorlieben und probiere es am nächsten Tag aus, wenn alles Notwendige dafür eingekauft ist. Hier ist auch ein bisschen Mathematik notwendig: Um zu überprüfen, wie wenig Kohlenhydrate Dein ganze eigenes Gericht enthält, musst Du die Menge der Zutaten und die Menge an Fett, Protein und Kohlenhydraten ausrechnen.

Tag 12

Messe Deinen Hüft- oder Bauchumfang. Sicherlich hat sich im Vergleich zum Anfang schon etwas getan, das kommt beim Messen mit dem Maßband am besten heraus. Low-Carb ist dafür bekannt, schnell überflüssiges Wasser aus dem Körper zu schleusen und die Fett-Depots zu bekämpfen.

Tag 13

Heute ist ein Power-Day! Sport und ein gesunder Körper gehen Hand in Hand, deswegen ist Deine Challenge heute ein langer Spaziergang von mindestens einer Stunde. Beim Laufen bist Du nicht nur an der frischen Luft, sondern bekommst auch den Kopf frei - ideal bei Stress im Alltag und um Dir ein paar neue Rezepte zu überlegen.

Tag 14

Zwei Wochen Low-Carb sind geschafft und Du hast nun alles, was Du brauchst, um erfolgreich weiter zu gehen. Nimm den heutigen Tag zum Anlass, um auf die letzten 13 Tage zurückzublicken und auszumachen, wo Deine Schwierigkeiten lagen und wie Du sie überwunden hast.

Exemplarischer Low-Carb-Essensplan für 7 Tage

Hier hast Du ein Anschauungsbeispiel, wie ein typischer Tag mit Low-Carb-Ernährung für Dich aussehen könnte. Der Plan ist auf eine Woche ausgelegt, natürlich kannst Du die jeweiligen Kombinationen nach Lust und Laune modifizieren. Ändere zudem einzelne Zutaten ruhig ab, um die Gericht für Dich selbst noch schmackhafter zu gestalten! Dabei lässt sich auch saisonales frisches Gemüse aus der Region oder gerade aktuelles Obst wunderbar einbringen.

Tag 1

Frühstück: Selbst gebackenes Low-Carb-Brot mit Rhabarber-Kirsch-Marmelade

Mittagessen: Salat mit herzhafter Thunfisch-Creme

Abendessen: Zoodles mit Sauce Bolognese

Snack oder Dessert: Süße Mandel-Kokos-Gitter

Tag 2

Frühstück: Low-Carb Porridge mit frischen Beeren oder Sternfrucht

Mittagessen: Quark-Protein-Shake mit Kakao

Abendessen: Brokkoli-Auflauf mit Mandelsplittern

Snack oder Dessert: Stracciatella-Eis à la Low Carb

Tag 3

Frühstück: Würziges Omelette mit Pfifferlingen und Emmentaler

Mittagessen: Würziger Käse-Salat mit Frühlingszwiebeln

Abendessen: Putengeschnetzeltes in Tomaten-Sahnesauce

Snack oder Dessert: Power-Kokosnuss-Balls mit Nüssen

Tag 4

Frühstück: Protein-Pfannkuchen

Mittagessen: Zoodles mit Zitronen-Sahne-Sauce

Abendessen: Griechische Pfanne mit Gyros

Snack oder Dessert: Käsewürfel mit einer Scheibe Low-Carb-Brot

Tag 5

Frühstück: Selbst gebackenes Low-Carb-Brot mit Mango-Erdbeer-Marmelade

Mittagessen: Hüttenkäse mit Thunfisch und Tomaten

Abendessen: Lauwarmer Anti-Pasti-Salat mit Kaminwurzerln

Snack oder Dessert: Chia-Pudding mit Kokosmilch

Tag 6

Frühstück: Käsekuchen ohne Boden

Mittagessen: Berliner Suppe

Abendessen: Curry mit Hähnchen und Spinat

Snack oder Dessert: Haselnuss-Kugeln mit Zartbitterschokoladen-Überzug

Tag 7

Frühstück: Herzhafte Eiweiß-Stulle mit Lachs

Mittagessen: Berliner Suppe

Abendessen: Curry mit Hähnchen und Spinat

Snack oder Dessert: Fruchtiger Himbeer-Shake

Buchempfehlungen

Fitness & Ernährungstagebuch für Frauen

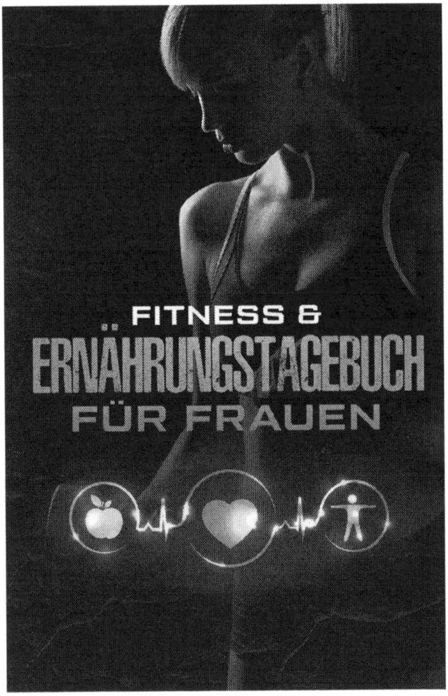

Fitness & Ernährungstagebuch für Männer

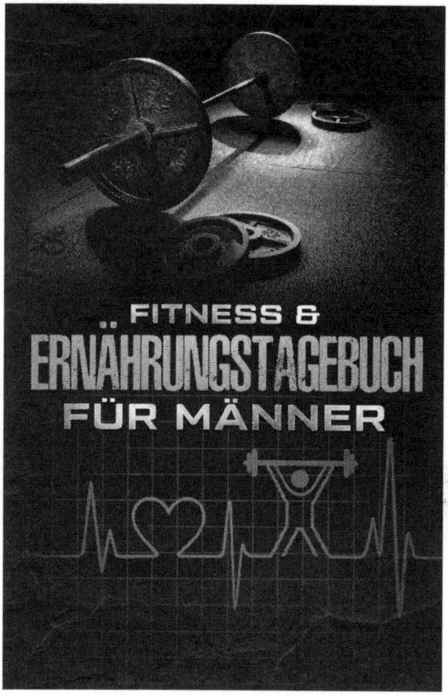

Ketogene Ernährung

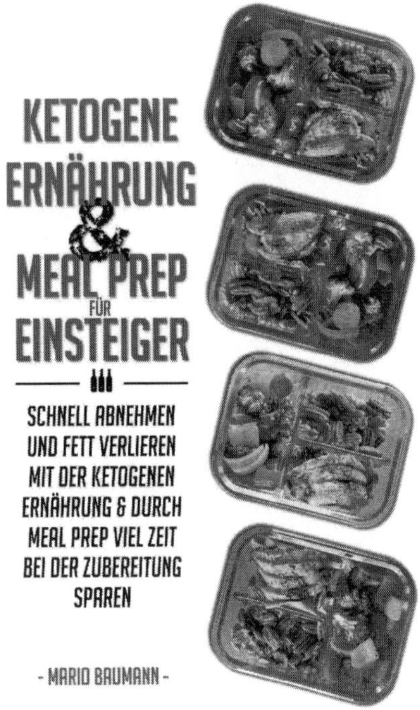

Zuckerfrei für Berufstätige und Faule

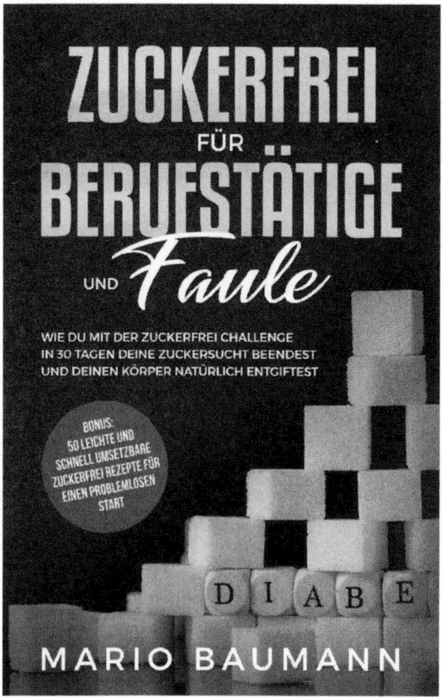

Malbuch für Erwachsene

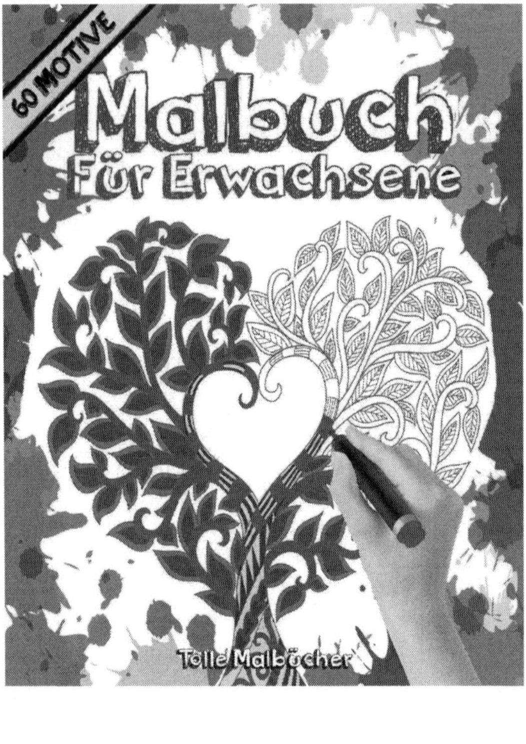

Haftungsausschluss

Die Verwendung der Informationen in diesem Buch und die Umsetzung derselben erfolgt ausdrücklich auf eigenes Risiko. Der Autor kann für etwaige Unfälle und Schäden jeder Art, die sich bei der Zubereitung der Speisen ergeben, aus keinerlei Rechtsgrund die Haftung übernehmen. Haftungsansprüche gegen den Autor für Schäden jeglicher Art, die durch die Nutzung der Informationen in diesem Buch, bzw. durch die Nutzung fehlerhafter und/ oder unvollständiger Informationen verursacht wurden, sind ausgeschlossen. Folglich sind auch Rechts- und Schadenersatzansprüche ausgeschlossen. Der Inhalt dieses Werkes wurde mit größter Sorgfalt erstellt und überprüft. Der Autor übernimmt keine Gewähr und Haftung für die Aktualität, Korrektheit, Vollständigkeit und Qualität der bereitgestellten Informationen. Druckfehler können nicht vollständig ausgeschlossen werden. Weiterhin beruht der Inhalt dieses Werkes auf persönlichen Erfahrungen und Meinungen des Autors. Der Inhalt darf nicht mit medizinischer Hilfe verwechselt werden. Unser Buch enthält Links zu externen Webseiten Dritter, auf deren Inhalte wir keinen Einfluss haben. Deshalb können wir für diese fremden Inhalte auch keine Haftung/ Gewähr übernehmen. Für die jeweiligen Inhalte der verlinkten Seiten ist der jeweilige Anbieter oder Betreiber der Seiten verantwortlich. Die Adressen können im Laufe der Zeit vereinzelt ungültig werden bzw. kann sich der Inhalt ändern.

Impressum

Kontakt

Maximilian Klein

Goldammerstr. 18

12351 Berlin, Deutschland

Printed in Poland
by Amazon Fulfillment
Poland Sp. z o.o., Wrocław

72589751R00083